看護過程とは	
情報収集	Step 1
分析的なアセスメント	Step 2
全体像の描写	Step 3
看護目標・看護上の問題の抽出・期待される結果・ケアプラン	Step 4
実　践	Step 5
評　価	Step 6

しっかり身につく
看護過程

黒田裕子

照林社

はじめに

　看護過程に関する本は現在までに数多く出版されています。いまさら珍しくもない看護過程です。
　しかし、どれを読んでも看護過程の形態しか見えてこないのはなぜでしょうか。これらの本が扱っている多くは、情報収集からはじまって評価に至る流れを解説しているにすぎないのです。
　看護過程は単に形態ではありません。看護過程の形態だけを理解しても、現場の看護はおそらくいま以上に進歩しないことでしょう。
　本書はそういう意味で、看護過程とは何かを、本質的にわかりやすく解説しました。ここでは、単にステップとしての形態を重視してはいません。
　看護過程は読者の皆さんの日々の看護実践を科学的にすることのできる唯一の道具であると筆者は考えています。しかしながら、この道具としての看護過程を使いこなすときには「科学的な思考能力」を磨くことが大切なのです。
　本書では、この思考能力を開発していただくことを意図してトレーニングの項を随所に設けました。実際にトレーニングを行うことによって読者の皆さんは自分たちの弱い点を発見することでしょう。1つ1つ自己評価を重ねていくことで、トレーニングの効果は高まるものと信じています。
　さて、昨今、看護実践の現場にすさまじい勢いで進出してきた看護診断について、看護過程の観点から触れておきましょう。
　看護診断は、診断名を決定するに至る診断的なプロセスがモノを言います。これは、看護過程ではアセスメント・プロセスに相当します。実践の場で、このアセスメント・プロセスが着実にできている人は、看護診断の導入に驚くことはありません。今まで患者さんの健康上の問題点を抽出していた部分を、診断名を用いて表現すればよいのですから。
　しかしながら、アセスメント能力が十分に磨かれていない人は、看護診断の導入に際しては注意する必要があります。診断ラベルをあてはめるだけの作業になるはずですから。そういう人は、看護診断を導入する前に、本書で科学的な思考能力をしっかりトレーニングしていただきたいと考えます。そして、アセスメント能力をしっかりと身につけてください。実践の道具としての看護過程の一連のプロセスの中身が、あなたの頭によっていかに科学的につくられていくかが勝負なのですから。
　さあ、こうしている間も、患者さんは有効な看護を待っているのです。ルーティーンのケアを繰り返しているだけの看護実践は、患者さんにどのように映っているでしょうか。科学的な看護をめざすために、看護過程を自分のものにしてみましょう。
　本書がそのお手伝いをできれば幸いです。

2012年6月

黒田裕子

目次 CONTENTS

本書の目的と構成 …………………………………………………………… iv

看護過程とは

看護過程とは何か ……………………………………………………………… 2
看護過程＝問題解決のあたりまえの思考の筋道 …………………………… 3
問題解決の思考の筋道を崩す看護の文化 …………………………………… 8

Step 1　情報収集

情報とは何か …………………………………………………………………… 12
看護場面における情報とは …………………………………………………… 15
看護的な視点をもつ情報とは ………………………………………………… 25

Step 2　分析的なアセスメント

集めた情報をどう読むか ……………………………………………………… 30
　トレーニング① …………………………………………………………… 34
　トレーニング② …………………………………………………………… 35
アセスメントという頭脳労働 ………………………………………………… 38
あるケースでアセスメントを考える ………………………………………… 42
　トレーニング③ …………………………………………………………… 42
　トレーニング④ …………………………………………………………… 42
看護的な視点をもつアセスメントのフレームワーク ……………………… 47
アセスメントのフレームワークを使ってみよう …………………………… 57

Step 3　全体像の描写

1人の人間全体を描写する …………………………………………………… 82

全体像を具体的に描いてみよう ……………………………………………… 84
　トレーニング⑤ ………………………………………………………………… 88
　トレーニング⑥ ………………………………………………………………… 88
　トレーニング⑦ ………………………………………………………………… 93

Step 4　看護目標・看護上の問題の抽出・期待される結果・ケアプラン

患者さん不在の看護計画はナンセンス ……………………………………… 98
看護目標とは何か ……………………………………………………………… 99
Mさんの看護目標：
健康問題に対する反応が肯定的に変化することをめざす …………… 101
　トレーニング⑧ ………………………………………………………………… 103
看護上の問題とは何か ………………………………………………………… 105
　トレーニング⑨ ………………………………………………………………… 107
期待される結果とケアプラン ………………………………………………… 112
　トレーニング⑩ ………………………………………………………………… 113

Step 5　実　践

ケアプランを実践する ………………………………………………………… 124
　トレーニング⑪ ………………………………………………………………… 126

Step 6　評　価

結果の実現を評価する ………………………………………………………… 130

コラム

　1．看護診断と看護過程 …………………………………………………… 28
　2．NANDA-I、NOC、NIC ……………………………………………… 104

索　引 …………………………………………………………………………… 136

装丁：松岡史恵
装画：Yurinoko
本文イラストレーション：今井久恵
DTP製作：広研印刷株式会社

本書の目的と構成

　実習で常に使っている［看護過程］ですが、本当にしっかりと自分のものになっているでしょうか。今さら珍しくもない［看護過程］を本書で取り上げるのには、以下の目的があります。

1. 看護を科学的に実践する方法として［看護過程］があるということがわかる。
2. ［看護過程］の各ステップを、トレーニングをとおして着実に理解できる。
3. ［看護過程］の各ステップのなかで、あなたの弱い部分がどこかがわかる。そのうえで、その弱い部分を訓練することができる。

　本書では、［看護過程］とは何か、そして、［看護過程］の各ステップ（図1）について解説していきます。皆さんが自己学習できるように、「トレーニング」の項も設けました。

　本書では、［看護過程］とは何か、について最初の章で取り上げます。ここでは、［看護過程］の基礎となる、問題解決過程と意思決定過程をわかりやすく解説しました。

　次に、［看護過程］の各ステップを見ていきます。まず、第1ステップの［情報収集］です。ここでは情報を見つめるときのポイントや、看護的な視点をもって情報収集することについて解説します。

　第2ステップは、［分析的なアセスメント］です。ここではたっぷりと時間をかけて、アセスメントのトレーニングを行ってもらいます。

　第3ステップは［全体像の描写］です。全体像とは何か、さらに全体像を描写する目的は何かを理解していきます。ここでも全体像の描写のトレーニングを行ってもらいます。

　第4ステップでは、［看護目標・看護上の問題の抽出・期待される結果・ケアプラン］を取り上げます。この部分は一般には"看護計画"や"ケアプラン"と呼ばれています。ここでは、看護目標とは何か、看護上の問題とは何か、さらに期待される結果・ケアプランとは何かを解説します。ポイントを整理したうえでトレーニングを行ってもらいます。

　最後は第5ステップ［実践］と第6ステップ［評価］です。実践するにあたってのポイントを整理し、評価の目的や評価のしかたを解説します。

　さあ、いま一度あなたの使っている［看護過程］を見なおしてみましょう。

●●● 本書の目的と構成

```
ステップ1　情報収集
ステップ2　分析的なアセスメント
ステップ3　全体像の描写
ステップ4　看護目標／看護上の問題の抽出／期待される結果／ケアプラン
ステップ5　実　践
ステップ6　評　価

時間軸
```

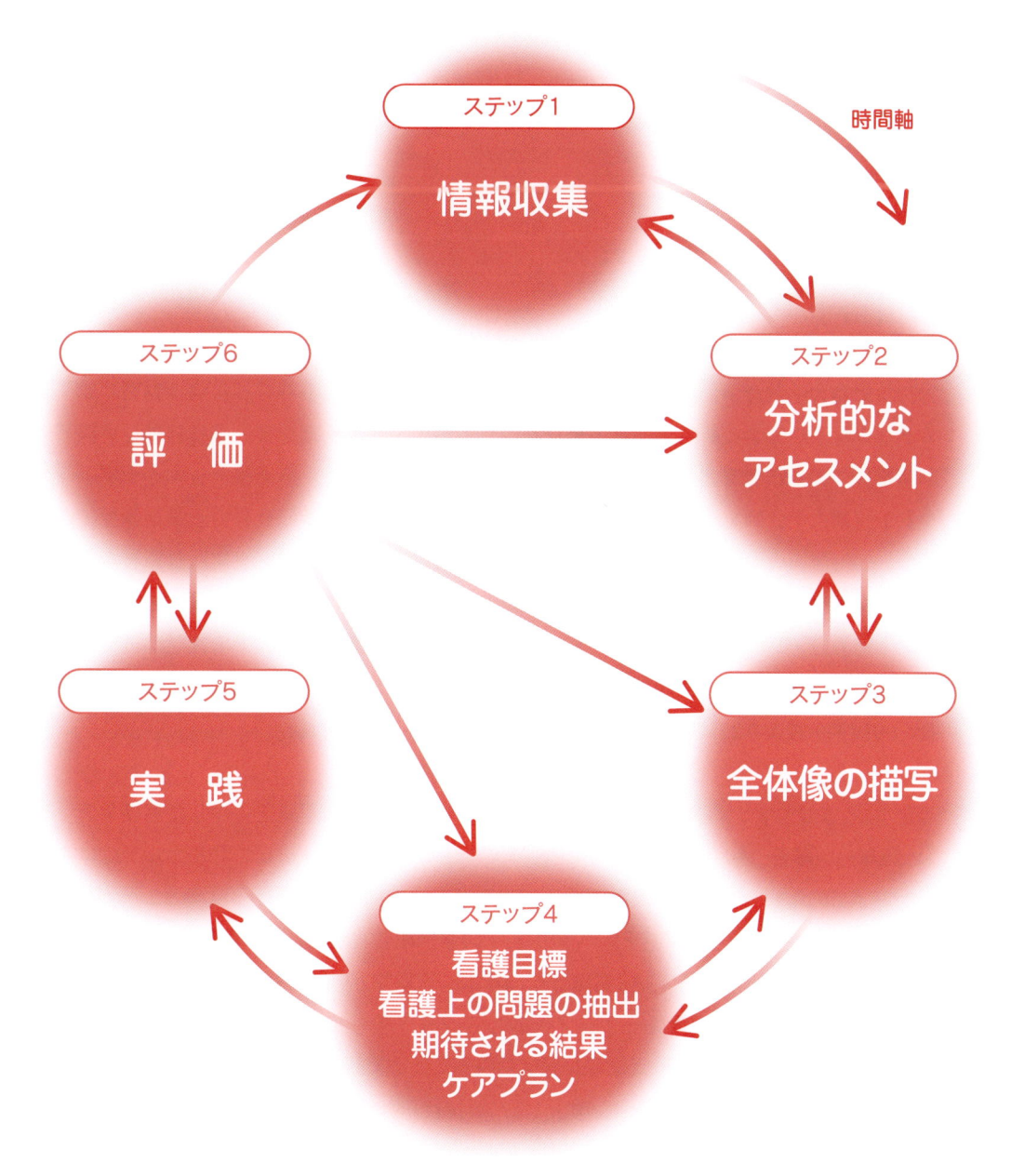

図1 〔看護過程〕のステップ

v

■著者紹介

黒田裕子（くろだ・ゆうこ）

1977年徳島大学教育学部看護教員養成課程卒業、北里大学病院脳神経外科病棟勤務、聖カタリナ女子高等学校衛生看護科・専攻科、日本赤十字社医療センター脳神経外科病棟勤務を経て、聖路加看護大学修士課程修了（看護学修士号取得）、卒業後、日本赤十字中央女子短期大学講師を務め、1988年聖路加看護大学大学院看護学研究科博士後期課程に入学、1991年同大学大学院修了（看護学学術博士号取得）、同年より、東京医科歯科大学医学部保健衛生学科看護学専攻・助手（学内講師）として勤務、1993年より日本赤十字看護大学助教授、1995年同大学教授として勤務、2003年4月より北里大学看護学部教授及び大学院修士課程・博士後期課程に2004年4月より新設したクリティカルケア看護学教授、2012年7月より2014年6月まで看護学部長、看護学研究科長。

＊＊＊

著書：「わかりやすい看護過程（1994年）」（著　照林社刊）。「理論を生かした看護ケア（1995年）」（編著　照林社刊）。「NANDA-NOC-NICの理解：看護記録の電子カルテ化に向けて（2003年）」（著　医学書院刊）。「川島みどりと黒田裕子の考える看護のエビデンス（2005年）」（共著　中山書店刊）。「黒田裕子の看護研究 step by step 第3版（2006年）」（著　学習研究社刊）。「NANDA-I看護診断の基本的理解第2版（2008年）」（著　医学書院刊）。「やさしく学ぶ看護理論―ケースを通して改訂3版（2008年）」（監修　日総研出版）。「成人看護学（2008年）」（編著　医学書院刊）。「改訂版　入門看護診断―看護診断を使った看護計画の立て方（2009年）」（著　照林社刊）。「看護介入分類（NIC）原著第5版（2009年）」（共訳　南江堂刊）。「NANDA-NOC-NICの理解：看護記録の電子カルテ化に向けて第4版（2010年）」（著　医学書院刊）。「事例展開でわかる看護診断をアセスメント（2011年）」（編著　医歯薬出版刊）。「NANDA-NOC-NICの理解：看護記録の電子カルテ化に向けて第5版（2012年）」（著　医学書院刊）ほか。

NURSING PROCESS

看護過程とは

看護を科学的に実践するための方法として［看護過程］があります。
まず、［看護過程］とは何か、をしっかり理解してください。
ここでは、［看護過程］の基礎となる、問題解決過程と意思決定過程を中心に解説します。

看護過程とは

看護過程とは何か

看護過程には6つのステップがあります。
この6段階をきちんとふむことが大事です。

知的に、科学的に看護を実践するための道具

　時間の流れがある限り、過程（process）は常にあるわけです。看護も例外ではなく、過程がつきものです。わざわざ［看護過程］という言葉を用い、ステップを構成するのにはわけがあります。ただやみくもに患者さんを看護するのではなく、系統的に、科学的に看護を行うために看護過程は必要なのです。

　本書では、看護過程という言葉に特別な意味をもたせるため、［　］（かぎかっこ）をつけてあります。

　［看護過程］の定義は以下のとおりです。

> ［看護過程］とは、看護を科学的に、知的に実践するための不可欠の道具である。［看護過程］には以下の6つのステップがある。
> 1．情報収集
> 2．分析的なアセスメント
> 3．全体像の描写
> 4．看護目標・看護上の問題の抽出・期待される結果・ケアプラン
> 5．実践
> 6．評価

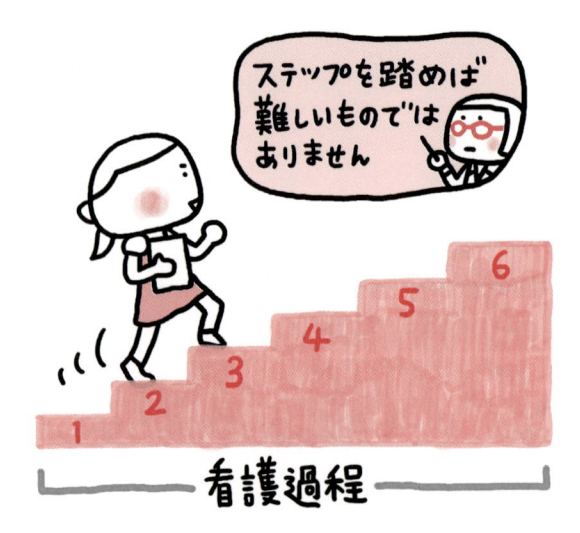

ステップを踏めば難しいものではありません

看護過程

看護過程＝問題解決のあたりまえの思考の筋道

誰でもトラブルに巻き込まれると、問題がどこにあり、どうすればいいのか、いろいろ考えるでしょう。
看護過程もこれとまったく同じことなのです。

例えばトラブルに遭遇してしまったとき

トラブルに遭ってしまったときのことを想定してみてください。

例えば、あなたは日曜日の午後3時に東京国際フォーラムでセミナーを受講することになっています。浅草の自宅から地下鉄銀座線で銀座駅へ行き、そこから会場までは徒歩6～7分。早めに家を出ました。

ところが銀座線が事故のために、神田駅で一時停車してしまったのです。このまましばらくの間電車が動かなかったら、セミナーの開始時刻にはとうてい間に合いそうもありません。

「どうしよう！」

あなたは、「落ちつけ」と自分に言い聞かせて、頭の中でいろいろなことを考えました。

①電車がすぐに動き出すかもしれない。動くまで待とう。
②神田駅で降りてJR線を使って有楽町まで行けば、東京国際フォーラムまではすぐだ。
③神田駅で降りてタクシーで行こう。それが一番安心だ。
④事務局に電話をして事情を話してみよう。遅れても会場に入れてくれるかもしれない。

考えた末に、あなたは②の策を講じることにしました。

トラブルの整理：いったい問題は何？

上記のケースをもう一度分析してみましょう。

まず、あなたは、地下鉄で一時停車というトラブルに遭遇してしまいます。トラブルに出くわしてしまったこと自体は、仕方がないといえます。東京ではよくあることです。

しかし、このトラブルによって、あなたにはある問題が浮上してきました。ここで肝心なことは、トラブル（trouble：心配ごと、悩み、苦しみ、困ったこと）ではなく、問題

看護過程とは

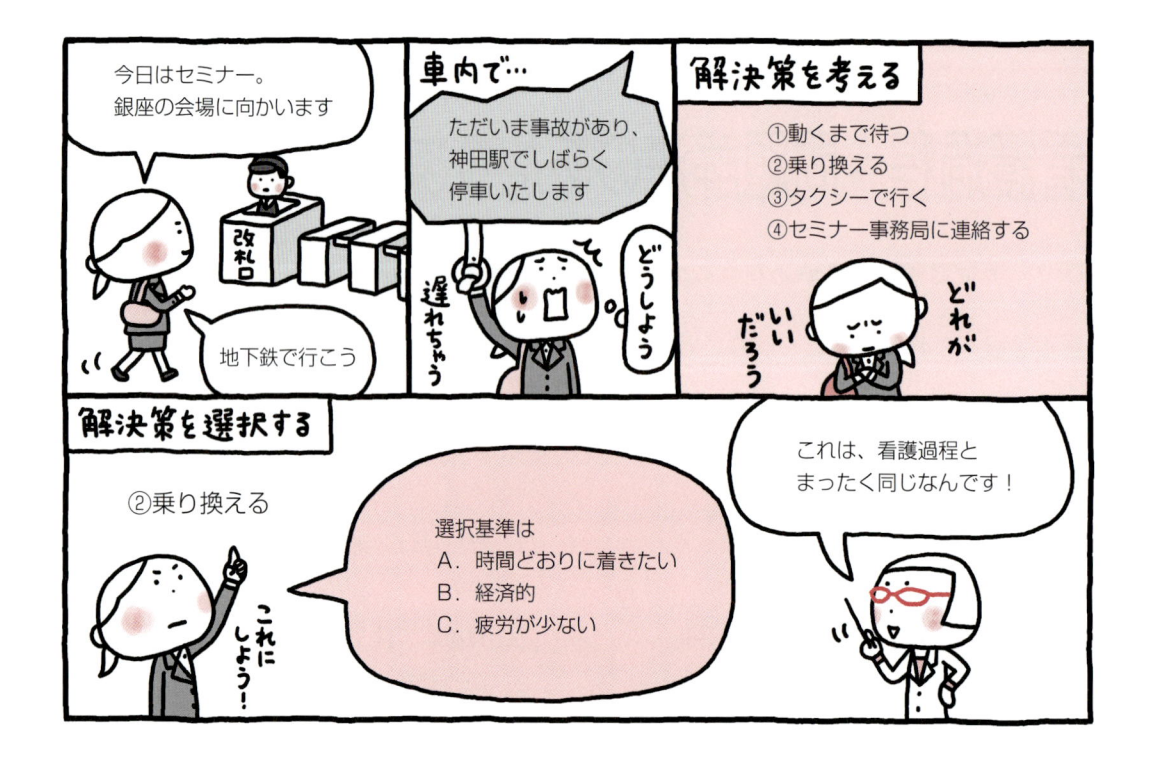

(problem：ギリシア語で「前に投げられたもの」という意味)なのです。その問題が何かを考えてみてください。

あなたに投げかけられた重要な問題とは、

「セミナーの時間に間に合わないことが予測される。私は間に合うように会場に行きたい。しかし、このままここで電車の立ち往生にかまっているとダメで、じっとしてはいられない。私はどうすればよいのか？」

という問題だと思われます。

この問題を解決するための策をあなたはいろいろと考えます。ここでは4つ挙げられています。

あれこれ考えた結果、4つの中から1つを選んで実施しています。おそらく4つの中から1つを選ぶにあたっては、選ぶ基準があったはずです。

例えば、以下のような基準です。

【基準その1】できるかぎり時間どおりに行きたい。そこで、この中でも確実性が最大と思われるような方法をとること。

【基準その2】できるかぎり経済的だと思われるような方法をとること。

【基準その3】できるかぎり疲労の少なそうな方法をとること。

問題解決過程と看護過程

さて、ここまでみてきたエピソードは、［看護過程］とまったく同じなのです。

［看護過程］というと、言葉が堅苦しくて何だかとても難しそうなイメージをもってしまいますが、先の例でみたように、私たちが

日常体験しているような問題解決過程とまったく同じなのです。

［看護過程］は、これと同じことを、患者さんを対象に行っていきます。患者さんにとっての問題を考え、それを解決するために、ある目標を立てて看護援助していくのです。

電車遅延のエピソードはあなた自身の問題だったので、いろいろとよく見えたことでしょう。問題を見いだすまでにあまり時間はかからなかったはずです。また、解決策についても幅広く思いついたかもしれません。

看護過程を支える太い幹となっている、この［問題解決過程］が一般にどのように定義されているかを 図1 に示しました。同時に、［問題解決過程］のステップも示しました。

私たちは相手が患者さんとなると、とたんに問題が見えなくなったり、問題周辺のことを考えていこうとするとき、思考が崩れたりしがちです。突如としてあなたの頭は支離滅裂になってしまったりするのです。

図1を見ながら、私たちが弱い部分を確認してみましょう。

［ステップ①］の問題を感じる、というときの［問題］を、取り違えていないでしょうか。問題を感じるにあたっては、患者さんの情報をしっかり把握していることが大切です。このあたりのことは、第1ステップの［情報収集］のところでじっくりと見ていくとしましょう。

情報を読む作業をどのくらい知的かつ科学的に、また合理的に、論理的にできているでしょうか。この部分は看護過程のなかでは、［看護アセスメント］といわれています。患者さんに関して集まってきた情報をにらんで、その情報が意味するものを考えるという

［定　義］

現実に生じている問題（problem）が何であれ、科学的、かつ合理的に解決するために組み立てられた1つの方法である。
基本的には仮説検証過程である。

［ステップ］

① 問題を感じる

② ①の問題を構成している要素を分析する

③ いろいろな「仮説」を立ててみたり、可能な「解決方法」を考えてみる

④ ③で挙がった「仮説」や「解決方法」のうち、ありそうにないもの、できそうにないものから捨てる

⑤ いちばん可能性のありそうな「仮説」または「解決方法」を吟味して、最善のものを選ぶ

⑥ 解決の実行計画を立て、実行する

⑦ これまでの過程を評価する

図1　一般にいわれている問題解決過程

作業です。よく考えた末に、ようやく［問題］が見えてくるはずです。

看護アセスメントについては、第2ステップの［分析的なアセスメント］のところで詳しく見ていくとしましょう。

では、ここで再び3頁のエピソードに戻ってみましょう。このエピソードを図1のステップで見てみると、図2 のようになります。［ステップ③④⑤］の部分を見てください。4つの解決方法を考えましたが、結局いろいろと考えた末に2）の策を講じていますね。ここで肝心なことは、4つの解決方法が考えられているということ、そして、4つの

看護過程とは

解決方法の中から最善の策を講じるために「ある基準」のもとに1つが選択されている点です。

これを看護場面で考えてみると、例えば、見えてきた患者さんのある問題を解決しようと策をいろいろと練るとします。この時に、いったいいくつくらいの解決方法が挙がってきているでしょうか。

たった1つの解決方法しかないとすれば情けない話で、やはり少しでも多くの解決方法が挙がっているほうが合理的です。これを難しい言葉で表現すると、

「選択肢が多ければ多いほど合理的な決断ができる」

といえます。そして、ここの部分を支えている幹となっている考え方が、[意思決定過程]なのです。

表1 に[意思決定過程]が一般に、どのように言われているかを示しました。定義だけを見ていると"難しいなあ"で終わってしまいます。これを銀座線のトラブルに巻き込まれたエピソードで見てみましょう。

先にも挙げましたが、問題を解決するために、あなたは図2の[ステップ③]に掲げた4つの選択肢を頭の中で思いつきました。

この4つは、どれひとつ「確実だ！」とはいえないものです。4つのうちのどの策を取ったとしても、「セミナーの時間に間に合う」ことが100％保証されているわけではないのです（つまり、将来を確実には予測できない状況下で行動を起こすということ）。

そして、あなたが2）の策に決めたのには、それなりの基準がありました。あなたの基準は以下の3つでした。それぞれの基準には、あなたが手にしたい価値が選択されているのです。

【基準その1】＝確実性の高さの価値
【基準その2】＝経済的であるという価値
【基準その3】＝疲労度が少ないという価値

あなたの頭の中では立派な[意思決定過程]が営まれていたのです。

患者さんの問題も、これとまったく同様です。できるかぎり多くの選択肢を解決方法としてあげて、合理的な基準にしたがって、成功するかどうかはわからないが(不確実性)、ひとまずの策を講じる、という具合です。そして、最後の仕上げが、すべてのステップの評価となるわけです。

今までのところで、看護過程を支える幹である[問題解決過程]と[意思決定過程]の概略を説明してきました。しかし、いざ、受け持ち患者さんを前にすると、思考がメチャクチャになってしまったりすることがあるかもしれません。

普段の生活では、ごくあたりまえに問題解決過程が進められていると思うのです。八百屋だって肉屋だって、営業マンだって、「商品が売れない」というような問題を抱えた場合、その解決のために一生懸命考えて問題に取り組みます。

あなたが普通の生活を過ごせているのなら、それと同じ過程を、あたりまえに考えれば進んでいけるのです。特別なことなどないのです。

しかしながら、もしかしたら、看護の中に潜んでいる思わぬ"文化"がいたずらしていることがあるかもしれません。次の項でそれを見てみましょう。

看護過程とは

[ステップ①] 問題を感じる
セミナーの受講を予定していたが、事故で電車が止まってしまった。このまましばらく電車が動かなかったら、時間に間に合わないことが予測される。いったい私はどうすればよいのか。

↓

[ステップ②] ①の問題を構成している要素を分析する
セミナーの時間に間に合わないことが予測される。 時間に間に合うように会場に行きたい。 このまま停車した電車の中にじっとしているわけにはいかない。

↓

[ステップ③] いろいろな[仮説]を立ててみたり、可能な[解決方法]を考えてみる
1) 電車がすぐに動くかもしれない。もう少し待ってみよう。 2) 神田駅で降りてJR線を使って有楽町まで行けば、東京国際フォーラムまではすぐだ。 3) 神田駅で降りてタクシーで行こう！ それが一番安心だ。 4) 事務局に電話して事情を話してみよう。遅れても会場に入れてくれるかもしれない。

↓

[ステップ④] ③で挙がった[仮説]や[解決方法]のうち、ありそうもないもの、できそうもないものから捨てる
できるかぎり時間どおりに行きたい。しかも確実性が最大と思われる方法を選ぶこと。 この時点で 1) は時間どおりに行きたいということから外れ、4) は事務局の担当者は会場にいるかもしれないが、このような事態の常として電話に人が殺到して、連絡がつくのに時間がかかりそうだということから確実性に欠けるため、切り捨てられる。 できるかぎり経済的だと思われるような方法を選ぶこと。 できるかぎり疲労の少なそうな方法を選ぶこと。 ここで③の2) と3) の方法が残った。

↓

[ステップ⑤] いちばん可能性のありそうな[仮説]または[解決方法]を吟味して、最善のものを選ぶ
残った2つの解決方法の中で、タクシーで行くのは経済的ではないし、JR線に乗り換える時間のロスは生じるが2) の方法を最善のものとして選ぶ。

↓

[ステップ⑥] 解決の実行計画を立て、実行する

↓

[ステップ⑦] これまでの過程を評価する

図2 冒頭のエピソードを図1のステップごとに分析してみる

表1 一般に言われている意思決定過程とは

[定 義]

情報が十分にないか、あるいはあったとしても将来を確実には予測できない状況下で行動を起こすための決断である。決断とは、その結果手にしようとする価値の選択である。この場合、①不確実性、②いくつかの価値の異なる選択肢の2つの意思決定過程に固有な条件が存在する。

問題解決の思考の筋道を崩す看護の文化

看護ケアというと、教科書どおりに「〜するべき」と思いがちです。
先入観を捨て、動く前に事実をありのままにじっくり見ることが大切です。

先入観にとらわれず患者さんを見ていますか？

　看護の世界には、私たちの科学的な思考能力を妨げようとするかのような"古い文化"があると思いませんか。
　例えば、あなたがいま実習で問題が見いだせないという悩みをもっているとすると、あなたの思考の筋道を崩している1つのパターンがあるのではないか、ということです。
　1つには、考えるより先に、「これはこうだ」式のパターン化された思考の公式が頭に入っていませんか。

　「この患者さんは手術を受けるんだから、不安があるはず！　だって、教科書には術前の不安に対する看護ケアがきちんと書いてあるし……」
　「この糖尿病の患者さんが入退院を繰り返しているのは、糖尿病がどんなにこわい病気か知らないからよ。だって、教科書には病気に関する知識不足が原因で血糖コントロールができない患者さんの看護ケアがきちんと書いてあるし……」

　これらの例は、私たちに「〜するべき」式の"あるべき論"の看護ケアが短絡的に身についてしまっていることを表しています。
　もちろん、教科書に書いてある「〜疾患患者の看護」という内容は、私たちの役に立つ知識を与えてくれます。しかし、それらをあくまでも客観的に情報の1つとして受けとめる姿勢が必要だといえます。
　「〜するべき」の前には、必ず合理的根拠があるはずです。合理的な根拠が見えずに、〜するべき、では思考が逆です。
　問題を取り違えることだってあるでしょう。先のトラブルの例でいうと、銀座線が停車していることを「問題」として、例えば駅長さんに早く電車を動かすよう頼む、というようなことです。
　あなたは真っ白な状態で患者さんを見ようとしていますか？　ゼロからの出発をしなければ患者さんは見えてこないはずです。教科書に書いてあるような観察だけをしていては、看護の対象である生身の人間のさまざまな側面を示している事実は見えてきません。

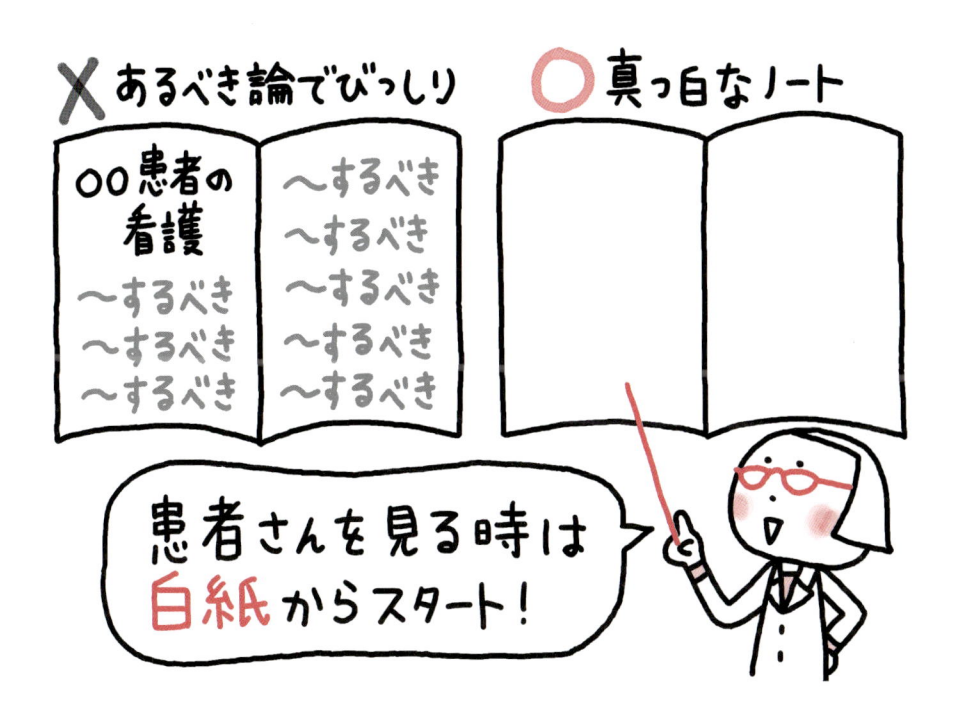

> ✗ あるべき論でびっしり
> 〇〇患者の看護
> 〜するべき
> 〜するべき
> 〜するべき
> 〜するべき
> 〜するべき
> 〜するべき
>
> 〇 真っ白なノート
>
> 患者さんを見る時は**白紙**からスタート！

先入観をもたずに、患者さんを見るのがスタートラインです。

まねではなく、考える

さて、2つ目として、考えるより先に、とにかく動かねばならない状況に出くわすことが実習では多いという点です。そして結果として、考えなくても動けてしまっていると感じることもよくあるのではないでしょうか。

しかし、これはとんでもない思い違いをしているのです。

手術直後の観察は、この典型的な例だといえます。例えば、どこを見なければならないのか、そして、それはなぜかをマスターする前に、患者さんが手術室から戻ってくる時間になってしまいました。

仕方がないから、あなたはとにかく先輩看護師が観察している場面を見て、看護記録を見ながら、先輩の行動のまねをしようと思いつきました。ベテラン看護師しているとおりにやればきっとミスはしないわ、と。

そして案の定、観察や記録は無事にできて、患者さんも手術後急変を起こすこともなく、ホッと一息。あなたは、私だって、やればできるんだわ、と安堵するのです。

このような体験が蓄積して大いなる自信につながるとしたら、これはとてもこわい話です。

患者さんが、どのような手術をどのようなリスクを抱えて受けたかも知らずに、手術後の観察ができるはずなどないのです。それでも観察ができるのならば、看護師でなくても、看護師のまねができる人ならば誰もができることでしょう。

頭をはたらかせないで事を運ぼうとするところに、[看護過程]は存在しません。[看護

| 看護過程とは

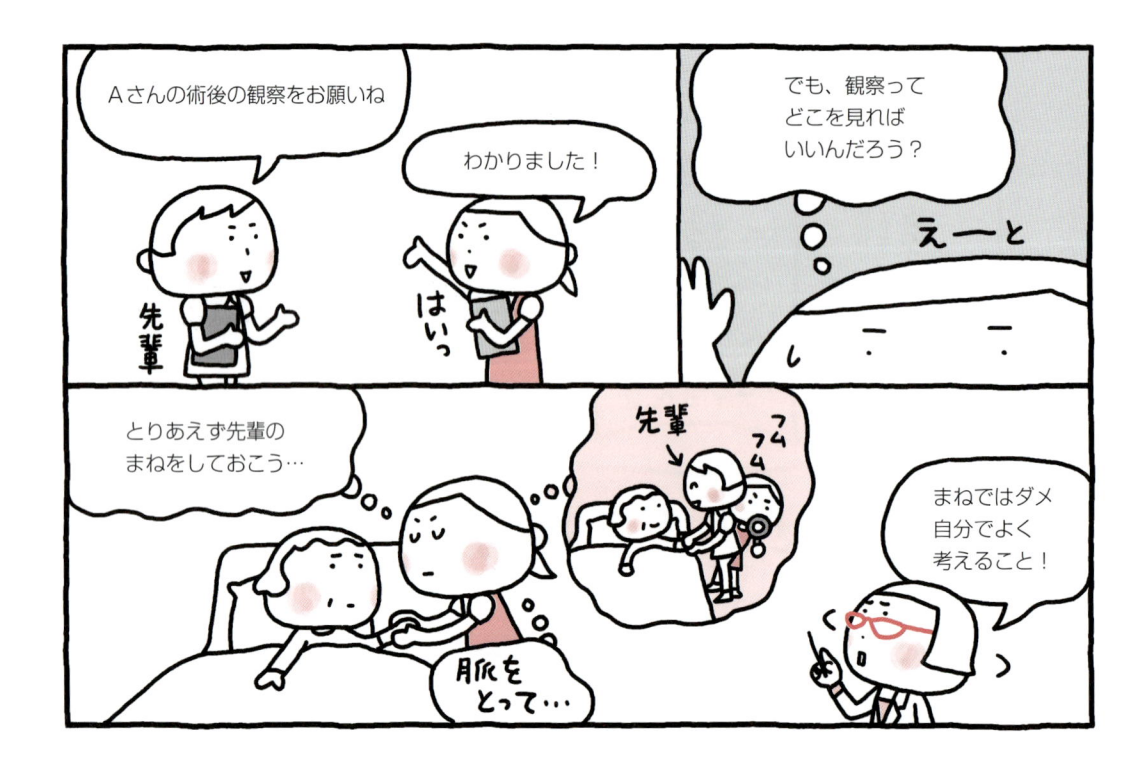

過程］とは、いかに実践を科学化できるのかを教えてくれる道具なのですから。

ちょっと手厳しい批判になってしまったかもしれません。しかし、本書には、あなたにもう一度しっかり看護過程をものにしてもらいたいという意図があります。

ここから先に読み進んでいただくために、今まで述べてきたことをまとめてみると、

・先入観を取り払う。
・事実をありのままに見る。
・動く前にまずじっくりと考えてみる。

というのが鉄則です。

それでは、ステップ1の［情報収集］に入っていきましょう。

Step 1

情報収集

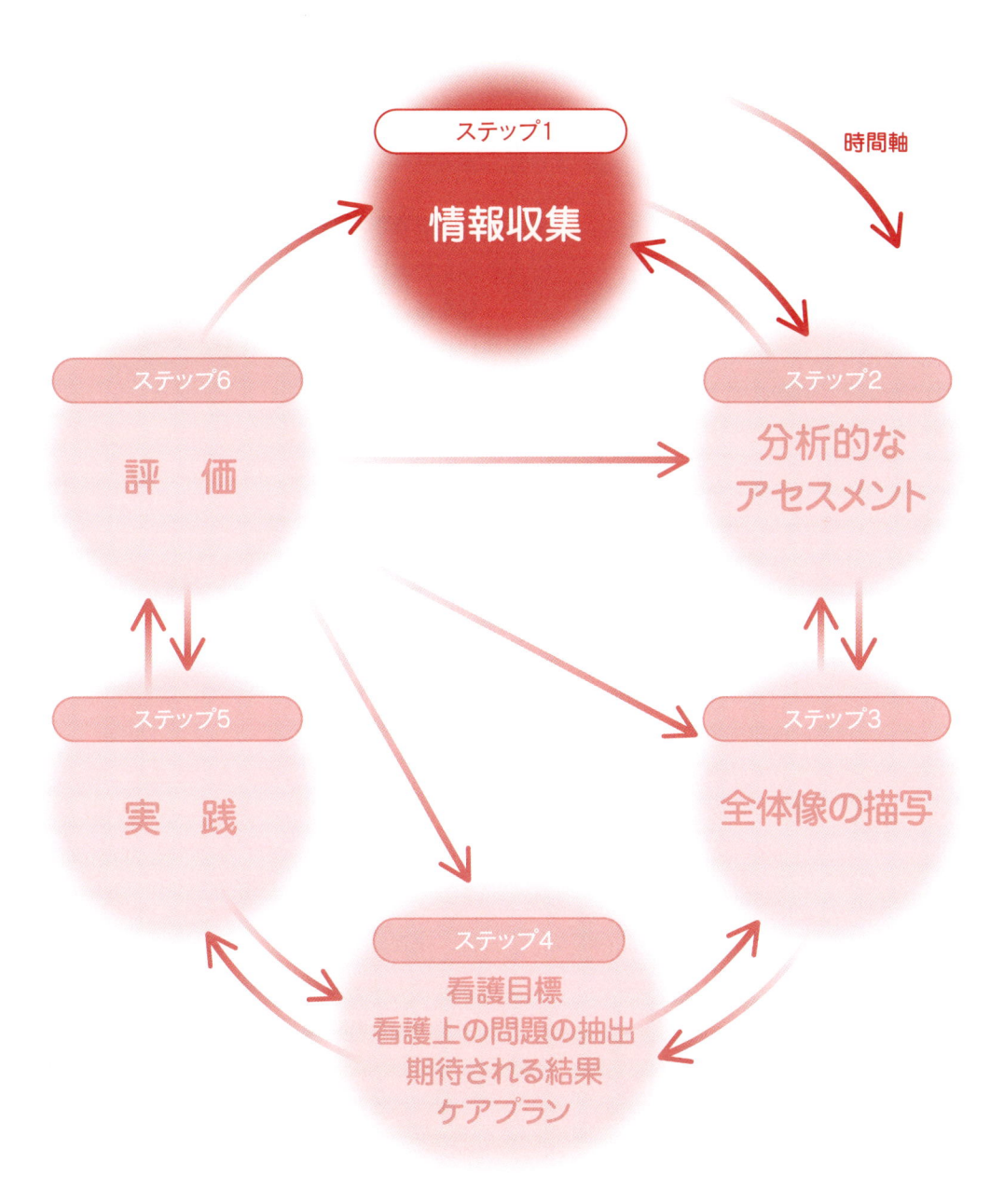

- ステップ1 **情報収集**
- ステップ2 分析的なアセスメント
- ステップ3 全体像の描写
- ステップ4 看護目標／看護上の問題の抽出／期待される結果／ケアプラン
- ステップ5 実践
- ステップ6 評価

時間軸

情報収集

情報とは何か

過去の記録だけが情報ではありません。
今現在の事実、それも客観的にとらえられた事実こそが大切な情報なのです。

「記録＝情報」ではない

　材料がないと、料理はできません。おいしい料理を作ろうと思えば、できるだけ質が高くて豊富な材料が必要です。
　［看護過程］についても同じことがいえます。
　情報を料理し（読み取り）、そこから問題点を抽出するというアセスメントの作業を行うためには、前段階として、よい材料、つまり、豊富で質の高い情報が必要なのです。
　この場合の質の高さは、あなたが直接患者さんの事実状況に触れているかどうかにかかっています。あなた自身が患者さんと良好な援助的な関係をもちながら情報を集めているかどうかが決め手です。ときには、意図的なコミュニケーション・スキルも必要となります。
　気難しいと思われる患者さんを受け持ったとき、あなたはあせるかもしれませんね。でも、あせる必要はありません。実習を開始してから情報を収集し始めても大丈夫。じっくりと患者さんの呈する事実を受けとめていくことが大切です。患者さんに対して受容的に耳を傾けていれば、きっと患者さんはあなたに話しかけてくれるはずです。
　情報について勘違いしている人はいませんか？　病棟に置いてある患者さんの記録物一式がすべて情報だと。それをどこまで自分のノートに写せるのかが勝負だと。
　1年間入院している患者さんがいるとなれば、1年分の記録物をあれもこれも1から10まで写している学生をときおり見かけますが、これはナンセンス！　無駄な努力はやめましょう。
　確かに、医学的なデータや今までの疾患の経緯を見るうえで、記録物一式が役に立たないことはありません。ですが、客観的な数値で表現されているデータ、つまり、体温や血圧、検査のデータなど以外は頭から信用せずに、まずは半分横目で流すくらいの余裕をもって、書かれた内容をにらんでください。
　とりわけ看護記録には注意してください。看護記録には、数値の他に、患者さんの言動や行動とその解釈や判断が含まれているはずです。

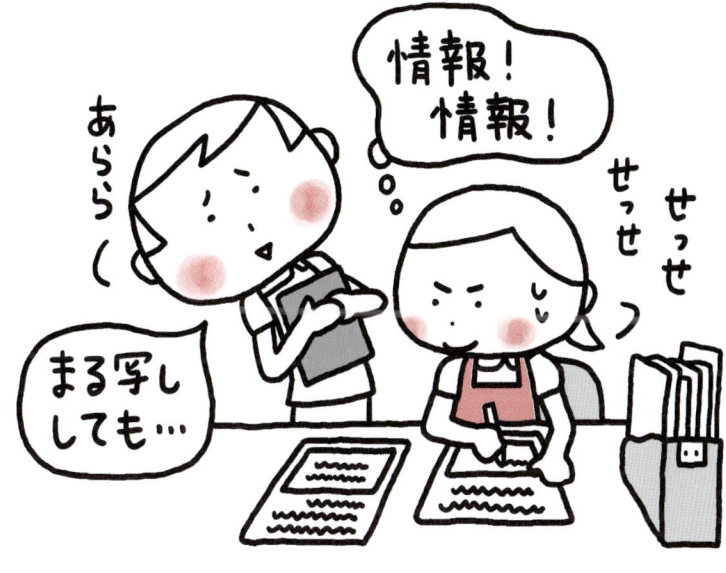

例えばPONR（problem oriented nursing record：問題志向的な看護記録）方式をとっている病棟ならば、Sデータ（subjective data；主観的なデータ。患者さんの言動が書かれている）は貴重なデータだといえます。

　しかし、Aデータ（assessment data；看護師の解釈や判断が書かれている）やOデータ（objective data；客観的なデータ。看護師の観察したことや情報が書かれている）については、事実というよりはそれを書いた看護師の解釈や判断が含まれているわけですから、慎重にキャッチしてください。

　あなたにとって大切な患者さんの情報とは、あなた自身が直接つかみとらなければいけない事実に基づいた情報なのです。

　患者さんは日々揺れ動いている生身の人間です。あなただって昨日は機嫌が悪くても今日は機嫌がよくて元気だったりすることがあるでしょう。患者さんも同じです。今までにどんな有名なエピソードをもっていたとしても、今日あなたが接する患者さんが一番大切な情報源だといえます。

　そのために毎日患者さんと接する自分の対応の場面を、客観的に見ることが重要です。そして、見た場面を再現できる能力が必要なのです。

事実って何？

　ここでいう情報は、事実（fact）を指して用います。

　例えば、今あなたはランチを食べているとしましょう。

　食堂の一番窓際にあるテーブルで、友だちと3人で安くておいしいと評判の500円のランチを食べています。この日のメニューは、ご飯とワカメの味噌汁のほか、ショウガをたっぷりつけて炒めてある豚肉と、ポテトサラダときざみキャベツでした。

　友だちとは午前中の講義のことを話し合っ

情報収集

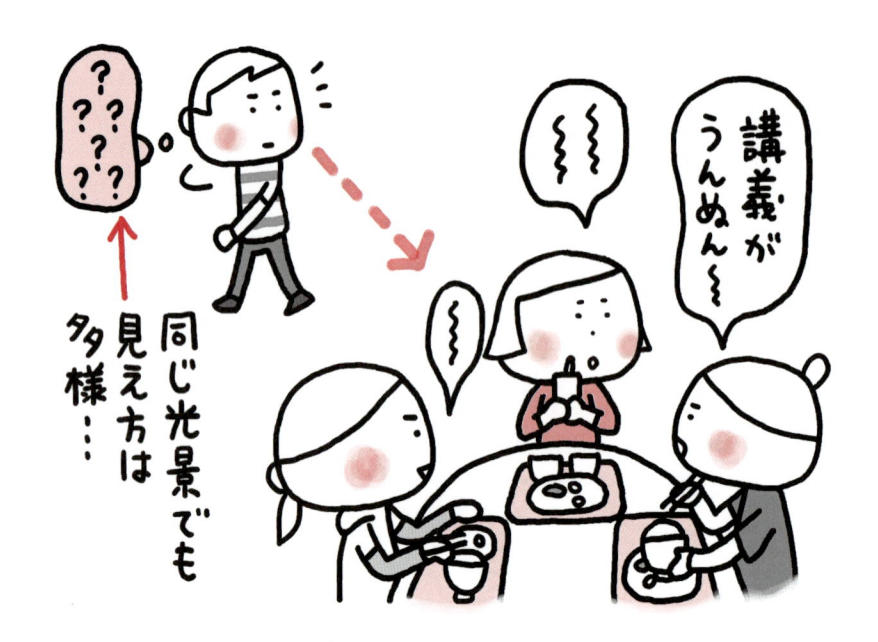

ていました。Aさんは、「母性看護学って、何回講義を聞いても実際の中味がイメージできないの。なぜかしら」と話を切りだしました。それに対してBさんは、「そうかな。私は先生の言っていることがよくわかったよ」と言いました。

これらが今、あなたや友人の行動を示している正確な事実、本物の情報です。

ところが、あなた方がランチを食べている姿を見たクラスメートのC君が、「あいつらは楽しそうにランチを食べているなあ」や、「あいつらは騒がしいなあ」と言った場合、これらC君の言動は、あなた方の行動を示す事実ではありません。C君があなた方を見てどのように思ったのかという、受けとめ方が反映されている内容だからです。

C君の言動から推し量って、C君の見た事実はいったいどのようなものだったかを探ることは大変に困難です。C君以外の人が同じ光景を見た場合、C君と同じことを言うのか、言わないのか、それはわからないからです。おそらく、同じ光景を見た人の数ほどの見方が存在するでしょう。

このランチと同じような状況は、あなたが実習で出合う看護場面でもよくあると思います。情報で肝心なのは、それが本当に事実であるか否かを客観的にとらえ、表現することです。

看護場面における情報とは

患者さんに関する情報を集めること、それを言語化することは、
何度も訓練してはじめてできることです。
自分自身もよく見えている必要があります。

　情報で大切なことは、誰が見ても客観的といえる事実であるかどうかです。

　もっとも、「客観的である」とは、きわめて難しいことです。ある事実を見た人が、それを客観的に表そうとしても、その客観性には限界があります。見た人の主観がどうしても入ってしまうからです。

　ここでは、ある事実をあなたが見た場合と、あなた以外の誰かが見た場合とを比べて、極端にその事実の描写が違っていては困る……という程度の「客観性」とします。

　また、あなたが見た事実を情報として意味あるものにするために、どうしても言語化する必要があります。言語化しないかぎり、あなた以外の第三者にはわかりません。事実を文字として書いて表現することができている点が大切になります。

　以下で詳しく見ていきましょう。

誰が見ても客観的であるといえる事実

　実習の初日。
　あなたは受け持ち患者さんであるFさんのベッドサイドに行って、「おはようございます。今日から3週間、Fさんのお世話をさせていただく学生の黒田です。よろしくお願いいたします」とあいさつをしました。

　この場面から、仮にずっとビデオ撮影がされているとしましょう。

　あなたとFさんのやり取りを、始終カメラは見ています。この場合、カメラは事実そのものをキャッチしている唯一の実証データです。

　さて、あなたがFさんとのやり取りを記録用紙に書いたとします。あなたが書いたFさんとのやり取りは、事実がどれくらい客観的に反映されたものなのでしょうか。あなたが書いたもののなかに、信頼できる情報がどれくらいあるのでしょうか。

　カメラは確かに事実をありのままに撮影しています。しかし、映し出された映像を、例えば、100人の人が見たとします。そして100人に、その映像で見たことを客観的に話してもらった場合、100人の人がどのような内容を言うのか。同じ映像を見たのだから、まったく同じ内容を言うはずだ、と期待できるはずです。

情報収集

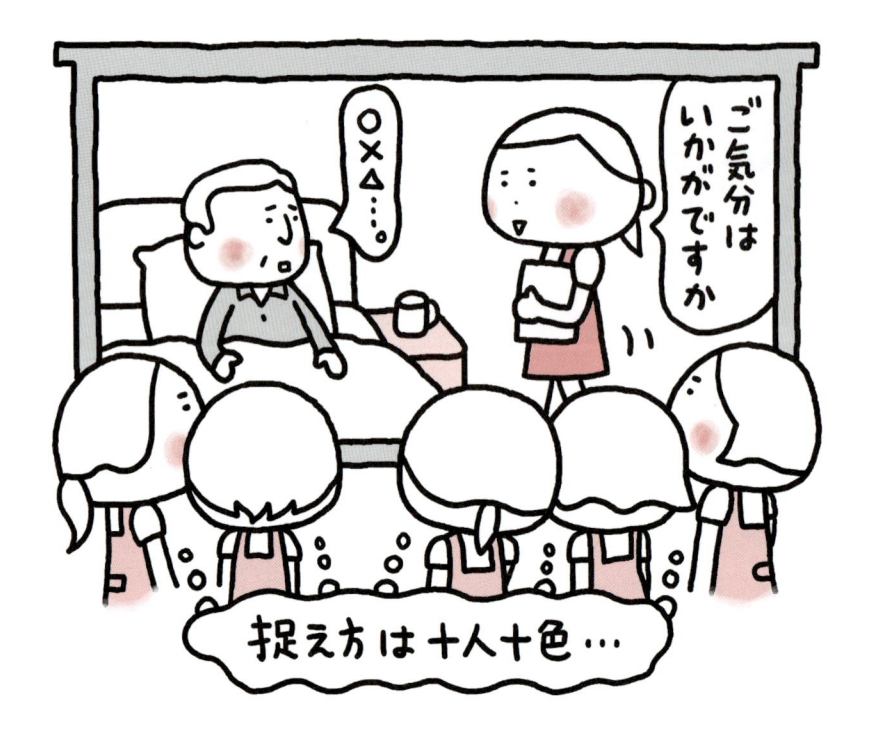

捉え方は十人十色…

　ところが、どうでしょう。本当に同じ映像を見たのだろうか、というくらい別々の話をするのです。「客観的事実」が100人皆違うのです。なかには、びっくりするくらい違った内容を言う人もいます。

　このことは、見た映像が同じでも、見た人しだいで、内容が異なって伝えられる可能性があるということを示しています。それだけに、あなたが見た看護場面をいかに客観的に第三者に伝えることができるかが大切です。そのためには、観察力に加えて言語化の力がどれだけ備わっているかが問われてきます。

主観的体験を客観的にとらえる

　看護で最も関心ある事実とは、その多くが患者さんの言動です。それに対して医師が最も関心ある事実は、血圧・脈拍・呼吸数、あるいはCT画像やMRI画像だとすると、これらは100人がキャッチした情報をほとんど同じ客観的な数値で表すことが可能です。

　一方、看護の場合は患者さんの言動、例えば「〜が痛いんです」「〜が不安です」「〜がかゆいんです」「〜が気がかりなんです」といった人間の主観的体験が大切なのです。だからこそ、客観的な情報の収集が難しいのだといえます。

　あなたと患者さんとのやり取りを客観的に映し出している「映像」がそのまま書かれた、リアルで正確な事実状況が情報として収集されることが重要なのです。それに加えて、とらえた事実状況を再現できる能力が必要なのです。

　もちろん、数値で示される患者さんの事実を含めての話です。

　あなたが事実を見て、いかにその事実を言語化することができるのか、その事実を科学

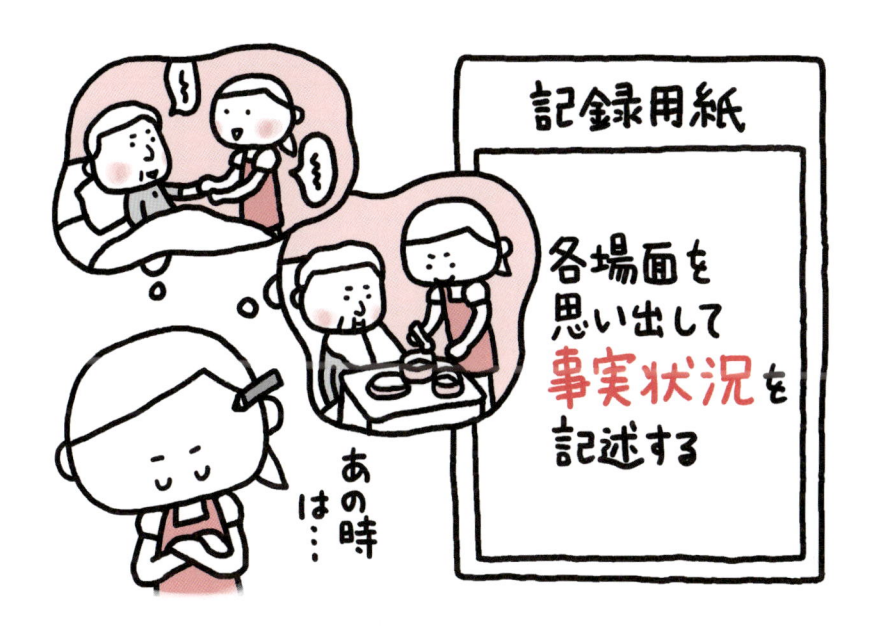

的に表現できる力があるのか、そこが勝負なのです。

しっかりと事実をとらえてみましょう。漠然と見るだけでは見えない部分もあります。医学的な知識をもって観察するべきポイントをおさえて見なければキャッチできない事実もあるはずです。

患者さんのちょっとした表情の変化を感じ取る能力、センシティブな感覚も磨いてください。直観が必要となるかもしれません。それができたら、次には、見たり感じ取ったり観察してきた患者さんの事実状況を、できるだけ科学的に記述してみましょう。

このような手続きをふむことで、客観的といえるにふさわしい情報を、あなたの力でどんどん集めることができるのです。リッチな情報収集へ向かって、がんばりましょう。

事実を情報化する手段：言語化あるいは表現

事実を豊富にとらえることができても、それを表現する力がなければ、無に等しいといえます。頭のなかにだけいっぱいためこんでも意味がありません。

あなたが記録用紙に記述することができた文字しだいで、情報は決まってくるのです。

練習をしてみましょう。

表1 に［事実状況の記述］をする用紙を示しました（表1の右のアセスメント欄については、34頁「分析的なアセスメント」で触れます）。

表の左欄［事実状況の記述］に書かれることは、すべて患者さんの情報です。あなただけがつかみとっている患者さんの事実です。これは貴重な宝物なのです。

あなたは実習で受け持ち患者さんとコミュニケーションをとったり、体を拭いたり、食

情報収集

表1 記録のフォーマット

日時	場　面	事実状況の記述 （データベース）	アセスメント

事介助をしたりといった、いろいろな場面をもっているはずです。どの場面でもよいので、その場面を一生懸命思い出しながら、事実状況を記述してください。

どうでしょうか？　書けましたか？

それではここで、筆者の指導している学生が実習中に書いた記録を見ながら、言語化する能力、表現する能力について考えてみましょう。

学生Aの例（表2）

学生Aは、患者さんとのコミュニケーションの場面を書いています。

ここから患者さんの事実状況が見えてくるでしょうか。大切な部分を省略してしまっているために、患者さんのことが見えてこないのです。

「その後も、家族のこと、普段の生活のことなど話す」とありますが、どのような話をしたのか、その内容が見えません。また、学生が何らかの質問をして、患者さんがそれに答える形で会話が進行しているのか、別に問いかけをしなくても患者さんが自発的に話をしたのか、そこのところも見えてきません。

このどちらかによって、患者さんのパーソナリティが少しは推測できてきます。患者さんとの会話のやりとりを具体的に書くことが大切です。

Step 1 情報収集 ● 看護場面における情報とは

表2 学生Aの記録

日時	事実状況の記述（データベース）
	何もケアはしなかったが、コミュニケーションはとった。★1 昼過ぎに部屋を訪れ、様子を聞く。今はだいぶよいとの返事。★2 個室に移ることについて、「いや、そんなところに移らなくていいのにね。お金もかかるんでしょう。そんな身分でもないのに、ここで十分ですよ。ここで別に不自由してないのにね」★3 と遠慮がちであった。★4 　入院するまでの様子なども話してくれた。★4「ゴルフに行っていてね、更衣室で突然、胸というか背中というか、そこに激痛があって、倒れてしまったの。でもね、ウチの主人はここの大学を出ていて、他にも2人のお医者さんと一緒だったから、すぐに病院に運んでくれて。そこの病院ではすぐに手術するはずだったんですが、主人がここの先生を知っていて、連絡をしてくれたら、救急車でここまで運んできてくれたの。運がよかったのね。医師と一緒にいたから助かったんだわ。もしそうでなかったら、手遅れだったかもしれない」。 　その後も、家族のこと、普段の生活のことなど話す。★4

★1 どういう意味？

★2 これもケアの1つでは？

★3 あなたは、どのような問いかけをしたのですか？

★4 省略していて事実が見えません。

学生Bの例（表3）

　学生Bは、血圧を測定しながら患者さんとコミュニケーションをとっている場面を書いています。

　学生Bが患者さんにどのような問いかけや対応をしているのかはよく見えてきます。ですが、患者さんの表情や動作あるいは行動などは、ここからは見えてきません。言葉のやり取りの記録だけにとどまっています。

学生Cの例（表4）

　学生Cは、看護師長とともに患者さんにあいさつをしている場面と、患者さんとコミュ

19

情報収集

表3 学生Bの記録

日時	事実状況の記述 （データベース）
	――患者さんの血圧を測定している。 患者）「この音（シャント音）がすごく気になるの。すごい音よ」 　私）聴診器を当て、「調子がよい証拠の音ですよ」 患者）「ねえ、透析って一生続くのよね」 　私）「そうですね。腎移植をしない限り、一生ですね」 患者「そう。一生………」 　私）「でも元気になるんですよ。楽しみな旅行にだって行けるようになるかもしれませんよ」 患者）「痛いのかしら」 　私）「……人によって感じ方が違いますから、何とも言えません」 患者）「時間はどのくらいかかるのかしら」 　私）「3～5時間くらいかかりますね」 患者）「そう。私の家から透析をできる場所が遠いから、すごく時間かかるのよね。毎日するの？」 　私）「人によって違いますけれど、2日に1度くらいが平均です」 患者）「そう………」 　私）「でも、今よりも間違いなく元気になれるのですから、がんばりましょうね」 患者）「がんばるわ」と言って、私の手を求めてくる（握手）。

★ 言葉のやりとりだけにとどまっていて、患者さんの表情や行動については記述できていない。

ニケーションをとっている場面を書いています。

この記録には、学生Cが自分自身のことに必死で、患者さんにコントロールされている自分が見えていないことが表れています。自分中心に記述していて、客観的な観察者としての自分と患者さんとが相対化されていないのです。

学生Dと学生Eの例（表5、6）

学生Dと学生Eは、事実状況をよく描写できています。

とりわけ、学生Dは自分の行動の動機も含めて書けている点が立派です。描写もリアルです。

学生Eは患者さんとの対応の仕方がよかっ

表4 学生Cの記録

日時	事実状況の記述 （データベース）
13:00すぎ	師長さんと一緒にごあいさつに行く。 入室すると、患者さんが2人おり、手前の方を紹介される。師長さんが話しかけると、テレビから目を少し離し、ちらっと見る。「学生の○○です。よろしくお願いします」と言うと、「あー、○○さん？　よろしく」という返事が返ってきた。目を合わせずに、視線はテレビの方を向いていた。すぐに退室する。
15:00すぎ	まずは患者さんを知ることが必要だ、という師長さんの助言を受けて来室する（ガウン、マスクを着用して）。 入室時、Yさんは隣のベッドのSさんとテレビを見ていたが、私を見るとにこっとする。 私）「改めて、ごあいさつに、と思いまして……。3週間ですがよろしくお願いします」 Y）「いやー、こちらこそ。さっそくだけど、ベッドを少し倒してもらえない？　左のレバーを回してね」 "左"と言われて、自分にとって、"左"のレバーを回そうとしてしまう。 Y）「あー、そっちじゃないよ」 徐々にベッドを倒していく。 Y）「はい、ありがとう。楽になったよ」 私）「すみません。何もできなくて……」 Y）「はじめから何でもできたらこわいよ。できるのにやらないで、『あんたやれよ』みたいにしてるのはむかつくけど、できないのならそれはそれで、覚えていけばいいんだから」（少し笑いながら） 私）「ありがとうございます。そう言っていただけると、うれしいです。ほんとにいろいろ教育してください」 Y）「はいはい」（笑いながら）。

★ 患者さんにケアされていますね。

情報収集

表5 学生Dの記録

日時	事実状況の記述 （データベース）	
9:30 〜 10:45	1．ベッドメイキングとコミュニケーション 　(a) ベッドメイキング（9：30〜10：00ごろ） 　　　K・Iさんは右側臥位になっている。顔色は白味を帯び、あまり気分がすぐれないようだ。声をかけてベッド上の清掃と掛け布団の手なおしを伝える。 　私）「Iさん、ベッドの整頓をしたいと思います。起きられますか？」 　　　Iさんいわく（以下Iと省略） 　I）「ええ」（かすれ声で） 　　　…… 　　　ベッド上を手ぼうきで素早く掃く。体毛はさほど落ちていない。次にかけ布団をなおしているときに注文がつく。足を温める温熱ヒーターの位置を<u>左側臥位状態時の足先の位置に固定しておくことと、右側のかけ布団を中に折り込まないでくれ</u>ということだった。 　　　　　　　　　★1 　(b) コミュニケーション（10：00〜10：45ごろ） 　　　Iさんのカルテから、彼がミエローマと診断されたのは知っていたが、具体的にどのような身体状態にあるかを聞いてみた。 　私）「気分はどうですか」 　　　　　　　　★2 　I）「あまりよくないね」 　　　ここでK・Iさんが下痢気味だという情報を得ていたので 　私）「おなかの具合はどうですか。下痢はまだ続いてますか」 　　　　　　　　　　　　★2 　I）「ええ。トイレに行くと、しゃがむと肛門部が痛いので、ワセリンを塗ってもらうと痛みがとれるんです」 　　　その他の情報として、舌の左下側部が腫れていて、また喉頭腫脹もあり、食欲はあるが固い物が飲み込めないことをさかんに口にしていた（ただしかすれ声で）。また検査がやたら多いことに文句があるようだった。	good！ よく書けています ★1 ここから、パーソナリティーが少しうかがわれますね。 ★2 対応の仕方、ことばのかけ方がgood ・描写がリアル ・学生の行動の動機が書けている ・コミュニケートの仕方がgood！

表6 学生Eの記録

日時	事実状況の記述 （データベース）
10:30	——患者さんの娘さんが清拭を施行した直後、私が患者さんの部屋を訪れる。 私）「おはようございます」 患者）「おはようございます」 娘）「おはようございます。お世話をかけますがよろしくお願いします」 私）「こちらこそよろしくお願いします。昨日の手術はどうでしたか？」 患者）「とっても怖かったけれど、先生がついていてくれたからよかったわ。体も昨日とちがって、まったくだるくないのよ」 私）「よかったですね。顔色もいいですね。それに娘さんに体を拭いてもらってさっぱりしたでしょう」 患者）「ええ、気持ちがいいわ」 私）「いつもはどのくらいの割合で入浴されるんですか？」 患者）「毎日よ。それも私、お風呂が好きで、1日に2回も入るのよ」 私）「そうなんですか。気持ちいいですものね。……髪の毛も毎日洗うんですか？」 患者）「いいえ、3日か4日に1回くらいね」 私）「入院されてからも、そのくらいの割合で洗ってますか？」 患者）「いいえ、もう、そうね……（指を折りながら数えている）もう20日も洗ってないわ」 娘）「えっお母さん、そんなに洗ってないの？　汚ないわね」 私）「……じゃあ、洗いたいでしょう。……かゆくはないですか？」と言いながら、患者の頭髪の状態を観察する。毛髪にフケが点在し、毛髪自体も油ぎっている。また注意して観察すると不快な臭いも少しする。 患者）「かゆくないし……、看護師さんに悪いし」 私）「遠慮なくおっしゃってくだされればいいんですよ。先生か看護師さんに洗髪できるかどうか聞いてみますね」 娘）「そうよ。看護師さんはそれが仕事なんだし、私だってやってあげるわよ」 私）「それじゃ、失礼します」と言って指導看護師に洗髪可能か聞きにいく。 ——指導看護師から許可を得て、「昼食後しばらくしてから行う」という指示を受ける。それを患者に伝えるために病室に行く。 私）「昼食後、髪の毛洗えますよ。よかったですね」 患者）「うれしいわ。お願いします」 娘）「よかったわね、お母さん」。

- 学生の対応の仕方がgood！
- 患者さんから、データを引き出している。

情報収集

たので、患者さんから必要な情報を引き出せています。

学生A、学生B、学生Cの例と比べてみても、患者さんの事実状況がよく見えてくることと思います。患者さんが何をどう考えているのか、患者さんの今の気持ちはどうなのかなど、いろいろと見えてくるのです。これぞ、まさしく情報です。

事実状況を書くための能力

あなたが受け持ち患者さんとのある場面の事実状況を書くためには、その場面で、以下の能力が必要とされてきます。

> a．患者さんの表情・言葉・行動のすべてが、感受性豊かに細かくとらえられている。
> b．患者さんと自然な会話ができるためのコミュニケーションスキルを備えている。
> c．患者さんに対して関心をもっている。
> d．患者さんとかかわっている自分自身がよく見えている。

患者さんと話をすることに精一杯で緊張してしまい、話したことや聞いたことなどをすべて忘れてしまったり、そばにボーっと立っているばかりで、患者さんと話がまったくできなかった、というような人は、まず落ち着いてください。

また、患者さんのペースで会話が進んでいってしまい、抜け出せなくなってしまった人もいることでしょう。ちょっと冷静になって緊張をほどき、受け持ち患者さんの部屋へ行って、何でもいいから少しずつ会話を始めていきましょう。次からは、きっとその場面が再現できるようになるはずです。

あなたが見た事実状況が書ける訓練をしてください。そして、情報をいっぱいためてください。あなたが努力してどれだけ情報をためられたかどうかで、次のステップの分析的なアセスメントも光ってくるのです。

ここまでをざっとまとめてみます。

ここで取り扱う情報とは、患者さんに関係する事実を指します。収集した情報は分析的なアセスメントをするときの材料となります。リッチに収集すればするほど、アセスメントも光ってきます。いかによい分析的なアセスメントをしようと思っても、情報という材料がなければ、努力のしようがないのですから。

既存の記録物一式は、とりわけ医学的な観点からの経過については、情報になりえます。しかしながら、患者さんという人間について知るための情報は、あなたが収集した事実こそが重要なのです。

看護的な視点をもつ情報とは

医師と違って、看護師が集める情報は健康問題そのものだけではありません。
健康問題をもった患者さんがどのように病気を受けとめているのか、
どのように感じているのかといった主観的体験までが含まれます。
そのために人間を全体的にとらえるツールが開発されています。

次に、情報収集で重要なもう1つのポイントについて触れてみましょう。

それは、看護領域にいる私たちが独自にもつ看護的な視点です。情報も看護的な視点を生かしたものです。

それでは、看護的な視点をもつ情報とはどのようなものなのかについて、以下に見ていきたいと思います。

質問に答えざるを得ない患者さんの現実

手術や治療、検査のために患者さんは入院してきます。入院したその日のうちに患者さんは医師や看護師からいろいろと質問されて、それに答えなければなりません。そんな姿を見かけた人も多いことでしょう。

患者さんは入院する前までは会社で働いていたり、育児に追われていたりと、言ってみれば1人の人間として社会生活を営んでいたわけです。

それが入院となったとたんに「強制される世界」に入っていかざるを得ないのです。他人からプライベートなこと、それも身体に関する恥ずかしい部分を質問されて、それに答えなければならないということは、普通の社会生活にはないと思われます。それが、医療者には許容されているのです。

よく考えてみると、許容されていないのかもしれないのです。しかしながら、いやおうなく患者さんは治療上の必然性から質問に答えざるを得ません。そうしなければ、自分の病んだ部分が放置されることになるからです。

看護的な視点とは、人間全体をとらえる視点

多くの場合、入院時には、①主訴（現在の主な症状）、②既往歴（以前患ったことがある病気）、③現病歴（今の病気の発症から現在までの経過）が、収集した情報として挙がってきます。医師はとりわけ治療や診断のために、医学的な観点からこれらの情報を詳しく収集します。

ところが看護師のほうも医師と同じように、これらの情報を収集しているようです。

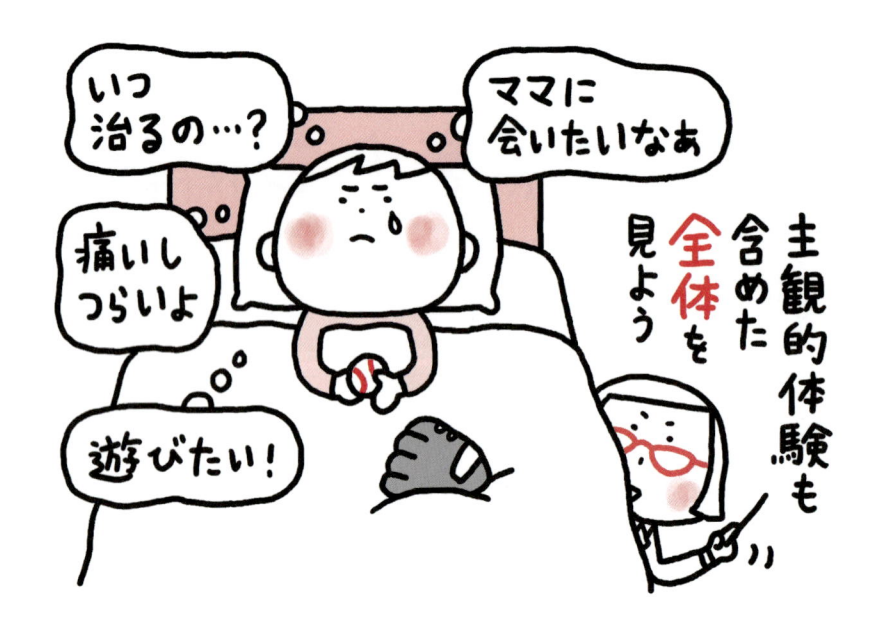

ただ収集しているだけであれば、医学的な情報を医師と重複して聴取しているにすぎません。

看護的な視点で上記①②③の情報を収集するならば、患者さんがそれらをどのような体験としているのか、患者さんの主観的な受けとめを知ろうとする視点が大切です。

例えば、痛みの程度や部位だけではなく、その痛みの体験をどのように受けとめているのか、その意味や、生活への影響も情報として必要でしょう。あるいは、糖尿病を患って8年目の患者さんは、その8年間の病気体験をどう語るのだろうか、といった具合に。

つまり看護的な視点とは、何らかの健康問題をもっている患者さんの健康問題そのものだけではなく、その問題によって影響されたすべての反応を、患者さんの主観的な体験として知ることにあるといえます。

看護的な視点を含めた情報収集の具体的な例証を、ゴードン（看護診断開発のリーダー）という人が11のパターンで示しています（ 表7 ）。対象である人間を全体論的（ホリスティック holistic、 図1 ）にとらえるときの1つのツールを紹介してくれています。

表7 ゴードンの11の機能的健康パターン

パターン1　健康知覚－健康管理
パターン2　栄養－代謝
パターン3　排泄
パターン4　活動－運動
パターン5　睡眠－休息
パターン6　認知－知覚
パターン7　自己知覚－自己概念
パターン8　役割－関係
パターン9　セクシュアリティ－生殖
パターン10　コーピング－ストレス耐性
パターン11　価値－信念

医学的な知識

身体的な側面

特有の生活構造のなかで生きている

潜在的あるいは顕在的な健康問題をもっている

心理学的な知識　心理的な側面

人
HUMAN BEING

文化的な側面　文化人類学的な知識

主体的に病と闘う能力をもっている

特有のライフサイクルをもっている

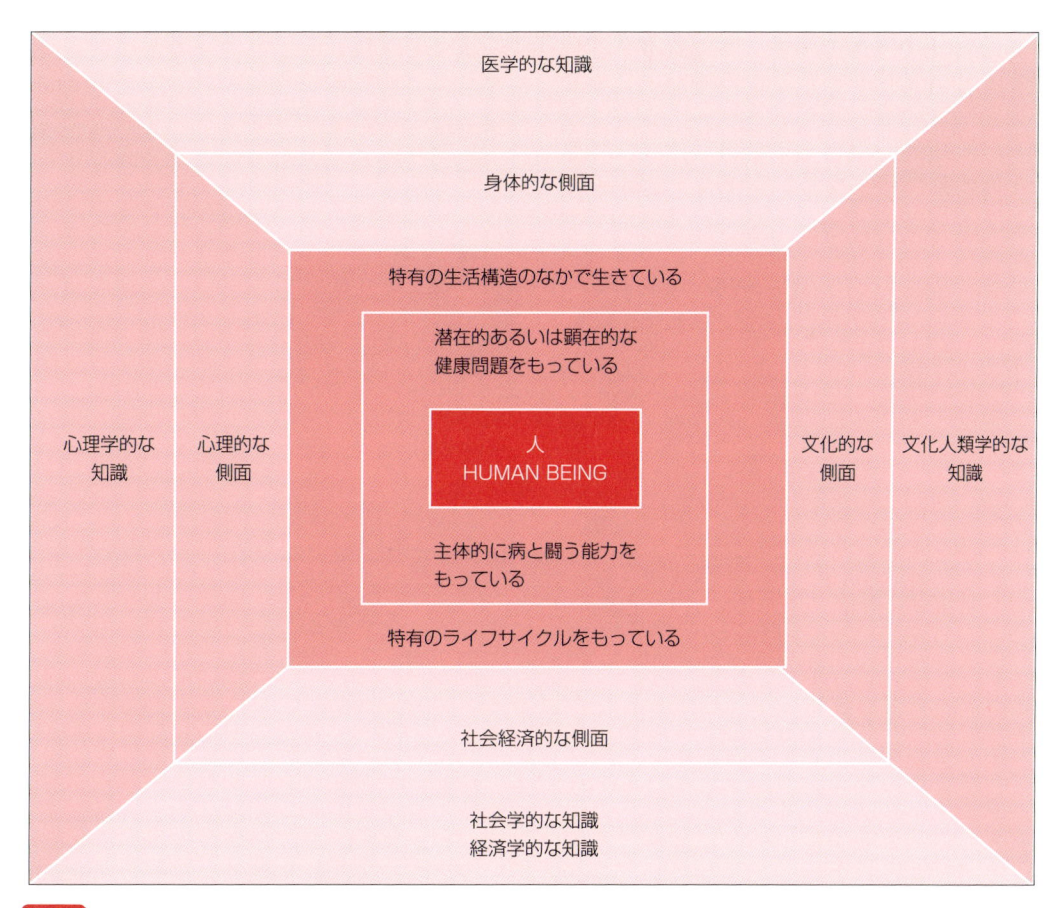

社会経済的な側面

社会学的な知識
経済学的な知識

図1 ホリスティックな視点からみた人

情報収集

コラム1 看護診断と看護過程

　本書では、NANDA-I（North American Nursing Diagnosis Association International、以下NANDA-I）の看護診断の分類構造である13領域と類を、看護アセスメントのフレームワークとして解説しています。

　本書では看護診断を組み入れた看護過程は紹介していません。しかしながら看護過程の中に看護診断を位置づけると第4ステップの"看護上の問題の部分"に相当します。このことはコラム2（104頁）でも紹介しています。ここではNANDA-I看護診断を多少詳細に解説します。

　NANDA-I看護診断は、1973年から看護診断の開発を継続して行っています。現在最も新しい定義集は、2012-2014です。この邦訳版は2012年7月に日本看護診断学会から出されます。現在最も新しい邦訳版は、2009-2011であり、合計200個以上の看護診断が採択されています。この200以上の看護診断は、13領域と類の構造の中に配列されています。

　医師は患者さんの健康問題そのものを診断し、治療しますが、看護師は患者さんの健康問題に対する反応を診断し、治療するのです。今日では看護診断と同様に看護治療という言葉も広く看護分野で使用されています。

　看護師は自律した専門職です。一定の知識や技能を有しているからこそ専門的な視点から患者さんの健康問題に対する反応を看護診断し、その看護診断に対する介入を看護治療として行うのです。

　NANDA-I看護診断についてのわかりやすい解説は、以下の文献を参考にしてください。

黒田裕子：改訂版　黒田裕子の入門・看護診断―看護診断を使った看護計画の立て方．照林社，2009．

Step 2

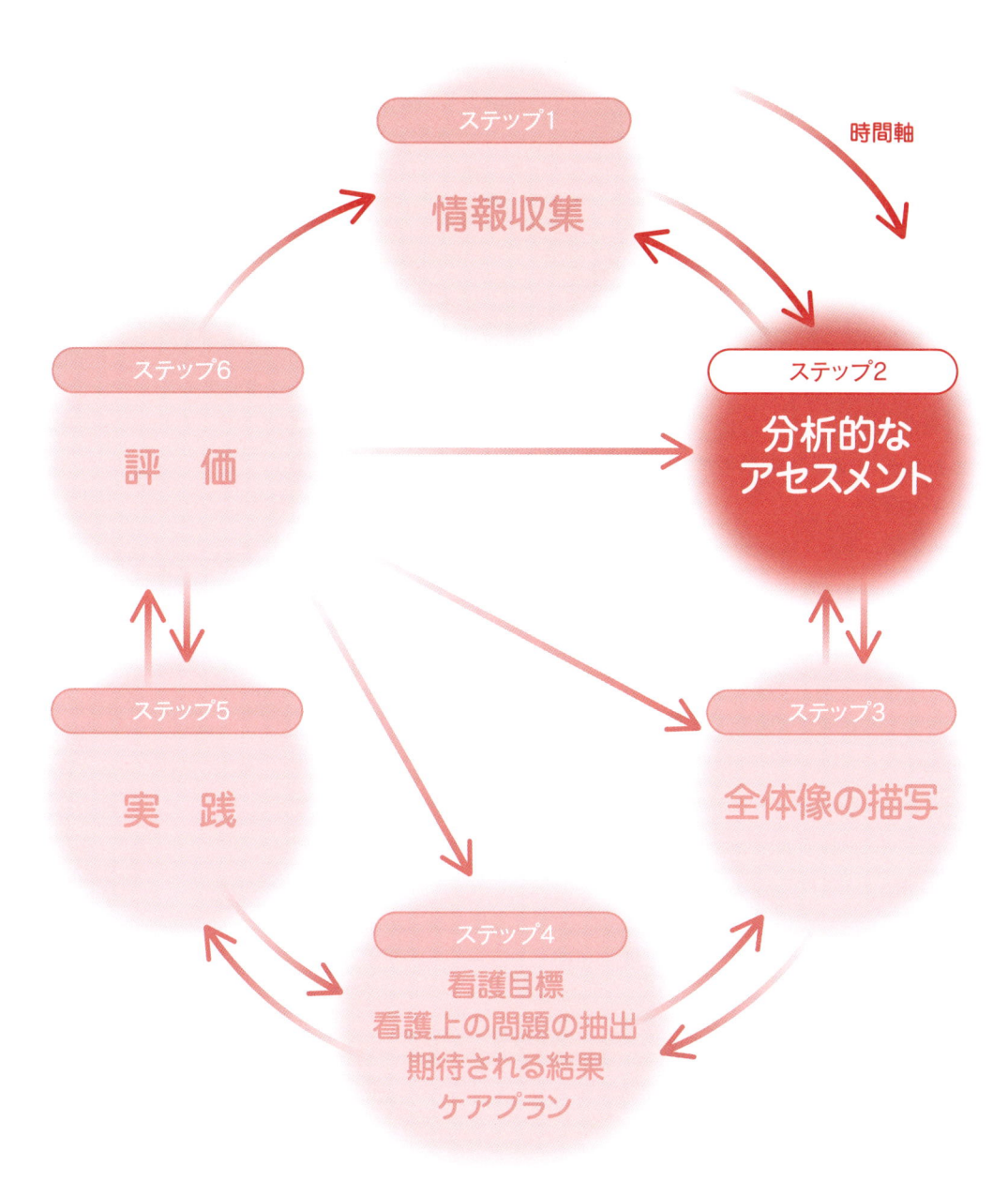

分析的なアセスメント

時間軸

- ステップ1　情報収集
- ステップ2　分析的なアセスメント
- ステップ3　全体像の描写
- ステップ4　看護目標／看護上の問題の抽出／期待される結果／ケアプラン
- ステップ5　実践
- ステップ6　評価

分析的なアセスメント

集めた情報をどう読むか

集めた情報を読み、考え、解釈、判断、推理・推論していくことがアセスメントです。
科学的なアセスメントを行うには、まず教科書的な先入観を捨て、
患者さんの身になって考えることが先決です。

アセスメントという言葉の意味

いよいよ最も重要なところに入ってきました。［看護過程］で皆さんが一番弱い部分、第2のステップ［分析的なアセスメント］（注1）です。

第1ステップの［情報収集］までは割合にすんなり、少しばかり努力すればできても、アセスメントのステップは、あなたの最大限の知的努力なくしてはまかりとおれません。

アセスメントなんて簡単！と思っている人は、この章で認識を新たにして、【トレーニング】でみっちり鍛えてください。科学的な思考パターンを鍛えあげるのです。アセスメントをしていくうえで科学性・論理性を発揮するかどうかは、看護そのものの質を左右するくらい大切なことです。

以上のことを十分に頭に入れて、じっくりと取り組んでいくことにしましょう。

あなたが受け持ち患者さんと何らかのかかわりをもつことによって得ることができた情報、それを言語化する作業、緻密に記述する作業については第1ステップで学びました。

ここではそれらの情報を、

①どう読むのか
②どう見るのか
③どう見積るのか
④どう評価するのか
⑤どう査定するのか

注1　分析的なアセスメントという意味：筆者がアセスメントをわざわざ［分析的］と呼んでいるのは、以下のような理由があります。
　情報収集のステップで得たデータをどう解釈・判断していくか、そして今のところはわからないデータをどう推理・推論しながら今後の予測を立てていくかということをアセスメントと呼んでいます。しかし、受け持った患者さんをいきなり全体論的（ホリスティック）にアセスメントすることは難しいのです。もしもそうするならば、単に直観的に患者さんをパターン認識して、まるごと把握するしかありません。しかし、これは思いつきやひらめきのようなもので科学的とはいえません。
　したがって、患者さんを部分部分に分けてじっくりとアセスメントする必要があります。この「部分部分に分けて…」や、あるいは47頁で解説する「13項目のフレームワークを用いて…」というのを、ここでは［分析的］と呼んでいます。

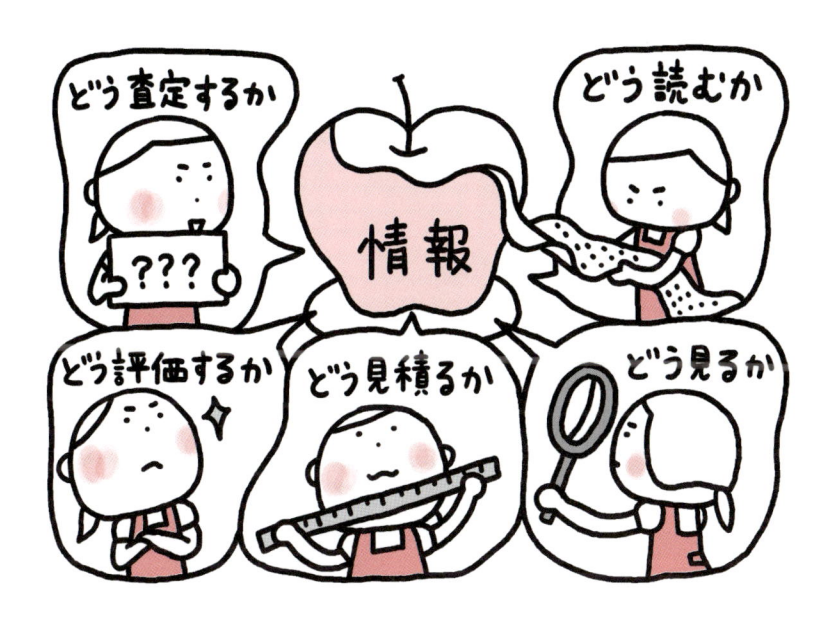

について説明していきます。

情報を上記の①〜⑤のように料理するという意味を、とりまとめて、看護の領域では［アセスメント］という言葉を使って言い表しています。

アセスメント（assessment）とは、assessという動詞の名詞形です。このassessには本来、どういう意味があるのかを辞典（ジーニアス英和大辞典、2004）で見てみると、

①〜を〜と評価する・〜を〜と査定する。
②課する・割り当てる。

とあります。

assessと同義語に、evaluate（①［綿密に］〜の価値を検討する・評価する・鑑定する、②数的に見積もる）、あるいは、appraise（①値踏みする・評価する・鑑定する・見積もる・査定する、②判断する）などの言葉があります。

evaluateの名詞形の［evaluation］、あるいは、appraiseの名詞形の［appraisal］ではなく、［assessment］という言葉が看護過程のなかで定着しているのはなぜでしょうか。おそらく、価値があるかないかわからない未知のものを見積もったり、評価したりするという意味合いが濃いので、［assessment］という言葉が定着したものと思われます。

アセスメントに必要な作業

情報をにらんで、それをどう読むのか。その方法に決まりや公式はありません。情報の読み方について整った体系があるとはいえないと筆者は考えています。

受け持ち患者さんという1人の人間を知るために、あなたが集めた情報をアセスメントするときのよりどころは、あなたのブレインです。あなたが「頭をかかえて考えるという知的作業」をどれくらいするかが勝負なのです。そのためには頭をやわらかくすることが

分析的なアセスメント

必要です。

もう一度繰り返します。

あなたの「考えるという作業」しだいで、患者さんを科学的に知るための方向が開けてくるのです。「考えるという作業」がスッポリ抜けて、例えば、教科書的な、マニュアル的な思考をとったとすると、患者さんを知るどころか、どんどん思い込みの迷路に入っていくのです。

あくまでも科学的な思考をしてください。マニュアル的な思考は抹殺しましょう。

マニュアル的な思考の落とし穴

マニュアル的な思考とは、教科書に書いてあることをすべて正しいと思い込んで、それを基準にして情報を読み込むことです。あなたの頭脳によってデータを読んでいるのではありません。この場合、頭脳ははたらいていないのに等しいのです。一定のマニュアルと照らし合わせて、その枠に当てはまるのかどうかを見ているにすぎません。

恐ろしいことに、もしもマニュアルが間違っていたとしたら、その間違いにまったく気づくこともないのです。

医学的なデータの読み込みに関していえば、マニュアル的な思考が正当化されます。例えば、受け持ち患者さんのFさんの血清総タンパクは5.9mg/dLでした。この5.9mg/dLという値をどう読めばいいのか。そのときに、基準値の範囲にあるのかどうかを見るとします。この場合の「基準値」というのは、いってみればマニュアルです。それに照らし合わせて5.9mg/dLを読み込むのです。

すると、基準値より低い値であることが判明し、Fさんの血清総タンパク5.9mg/dLは基準値の範囲内にはないということになります。つまり、栄養状態がよくないという判断ができます。

このように検査値などの情報の場合、今までの医学的な発達の成果として、科学的探究がなされていて、例えば「基準値」というような客観的な尺度が存在しているのです。一応、誰が見ても一致するというような客観的な尺度があるわけです。

ですから、患者さんの医学的な情報については、科学的な裏づけがあって、判断ができるのが一般的です。

私たちが取り扱う情報のなかには、もちろん上記のような医学データも含まれています。しかし、患者さんの態度・言葉・動作・行動など、看護的な視点をもって集める情報は、それらの判断に科学的な裏づけがすべてあるわけではありません。

したがって、患者さんの言葉をどう読むか、どう判断するのか、その科学的な解答は現在のところないのです。ですから、教科書に書いてあるような内容を基準に置いて情報を読み込んでいくことは危険です。慎重に読み込んでいく必要があります。

患者さんの情報を慎重に読み取っていかなければ、単なる決めつけ・思い込みというような、非科学的・非論理的な看護になってしまう恐れが大きいのです。

科学的な思考を鍛える

まずは、あなたの頭のなかをカラッポにす

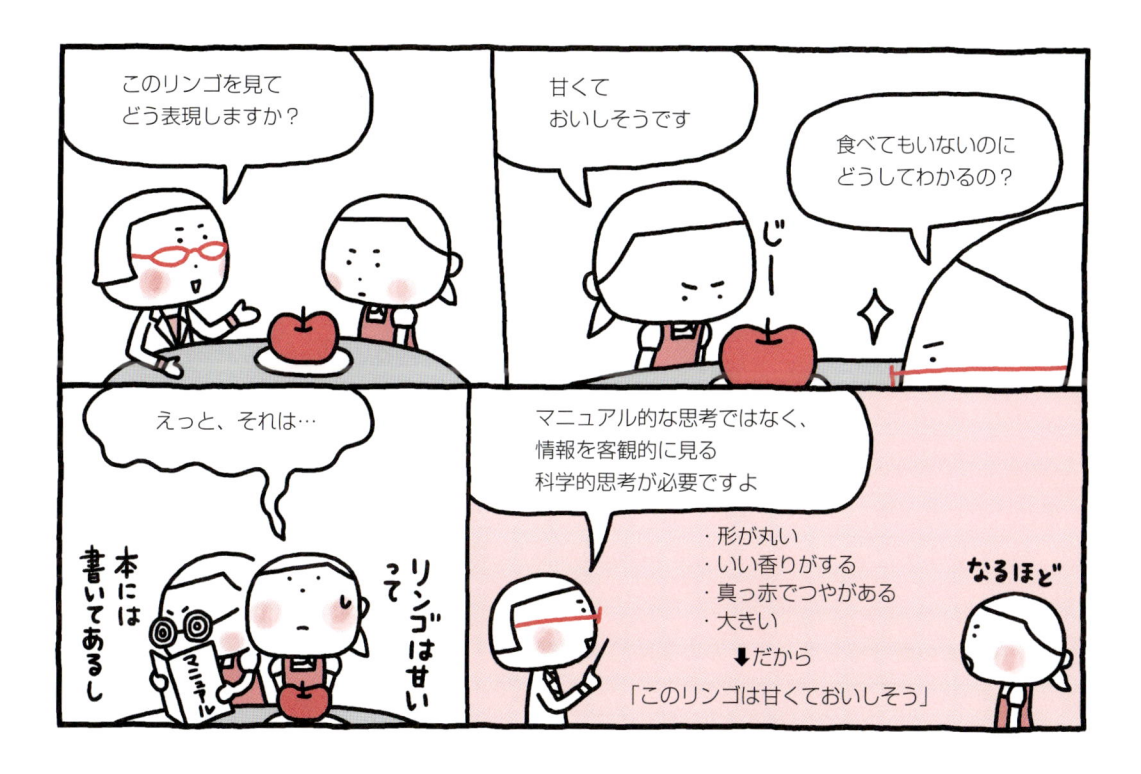

るところがスタートラインです。カラッポにして、先入観を取り除いてください。希望的な観測もしてはなりません。

　頭をゼロにしてください。

　そういう頭で、情報を客観的に見るのです。それを見ている自分を対象化する努力も必要です。

　例えば、テーブルの上にリンゴが1個あるとします。

　「おいしそうなリンゴだなあ」

　「甘そうだなあ」

　とあなたは感じました。

　この「おいしそう」とか、「甘そう」というのは、事実ではありません。あなたがそう感じた、リンゴを見て読み取った印象です。

　もちろん、このような感じをもつこと、いわばあなたの感性は、多くの看護場面で大切にしたいものです。

　しかし、ここで情報を客観的に見るということは、テーブルの上にあるリンゴについてもいえます。つまり「ほとんど球形といっていいくらいの丸さで、直径は8cmくらい、真っ赤で、ツヤがあり、1mくらい近くに寄ると甘い香りがする」という描写。これは、あなたが第三者にテーブルの上にあるリンゴのことを伝えようとするときに必要な客観性です。

　そして、このリンゴをどう読むか、というアセスメントは、客観的な事実が頭のなかにあって、それをもとに考えていくものです。

　「私がこのリンゴを見て甘そうだなあと感じたのは、まず形が丸い点、大きさが他のリンゴに比べても大きい点、そしてツヤがある点、あるいは、甘い香りがした点から、そう感じたのだ」

　と、あなたが感じた理由を客観的な情報を

分析的なアセスメント

もとに説明すること。

これぞまさしく論理的な思考です。

では、実際に学生の記録を見てみましょう。

学生Aの例（表1）

表1は学生Aの記録です。左側の事実の記述の欄はよく書けています。

得られた情報についてはgoodです。

ですが、せっかくの情報の読み取り、見積り、つまり、アセスメントが台なしなのです。

アセスメントがマニュアル的な思考になってしまっています。

まず、8：30の事実記述を読んでみてください。次に、そのアセスメントを読んでみてください。

どこがマニュアル的な思考なのか、わかりますか？

> **トレーニング①**
>
> その要領で、9：10の記述、10：00の記述と、順に考えてみてください（解答は79頁）。

表1　学生Aの受け持ち患者Tさんの援助経過記録

時間	受け持ち患者に対するケア・プロセスの事実の記述（正確に詳細に記述）
8：30	朝のあいさつに部屋を訪れると、Tさんは1人テレビを見ながら食事をしていた。起坐てあぐらをかき、左手は無造作に左大腿の上に置かれていた。右手は食器を持ったり、箸を動かしたり、口角より流れるだ液をふいたりと忙しく動かしていた。「食事だけが楽しみ」と話される。妻から差し入れはなく病院食のみ。1週間前に全粥から常食に変わり、よろこんでいる。
9：10	下膳に行くと、自分でベットから降り、病室内の洗面台で箸やコップを洗っていた。薬がきていたので、それを袋から出して渡した。「病院は夜、寒い」など設備の不備を気にしていた。脳内出血が起きたのは、仕事が忙しく朝6：00に出勤し、夜12：00、1：00に帰宅し、寝不足が続いたこと。ストレスがたまり、それを発散するために酒を飲み続けていた。タバコを1日1箱半吸っていた。2年前、高血圧を診断されたにもかかわらず、降圧剤の服用を面倒くさがっていたことを自分で話し、反省していた。
10：00	ナースコールがTさんからあり、部屋を訪れると、トイレに行きたいとのことだった。1人で歩くことは可能だが、いつ転倒するか不安で、移動の際には必ず誰かついてほしいと話された。ベッドから降りた時にふらつき、ベッドに倒れ込んだ。この時、私はヒヤっとし、Tさんが転倒しやすいことを強く感じ、以後特に注意することにした。トイレでは大便、小便とも自分でできていた。ただズボン、下着の上げ下げに苦労していた。

学生Bの例（表2）

学生Bの記録を見てみましょう。

左側の事実状況の記述の欄を見ると、情報のつかみ取りについてgoodなことがわかります。

さらに、情報の読み取り、見積り、つまりアセスメントについても非常によく考えられています。

アセスメントが科学的な思考に基づいています。

> **トレーニング②**
> どこが科学的であるかわかりますか？
> よく読んで考えてください。
> （解答は80頁）。

解釈、判断、推理・推論（左記の事実のアセスメントを記述）	思考過程およびケアの自己評価
・左手で食器が持てないことが、食事をいちばん困難にしている。すくう時に食器が動かないような工夫が必要だ。 ・Tさんは、時間をかければ1人で全量摂取できるので、自立へ向けて必要外の介助はしない。 ・脳内出血の原因をストレスと高血圧として考えている。が、再発の予防のため具体策については聞かれない。今後確認する必要がある。 ・平坦な場所でも容易に転倒してしまう。歩行時には必ずサポートする人がつかないと危い。	

Step 2　分析的なアセスメント

集めた情報をどう読むか

分析的なアセスメント

表2 学生Bの受け持ち患者Tさんの援助経過記録

時間	受け持ち患者に対するケア・プロセスの事実の記述（正確に詳細に記述）
10：30	訪室。ベッドに左側臥位で寝ている。眼は開いている。 私）「おはようございます。ご気分はどうですか」（ボーッとした、少し退屈な様子） T）「特にどうってことないわね……、左足がちょっとだるいけど（左足を見せる。少し浮腫気味？ ほとんどわからない）。はれちゃってて、ボテボテだったよ。こんなに（手で表す）なっちゃっててねぇ。この間、針指したら、ひいちゃって、上の方はむくんでたけど」 私）「足さすったりしましょうか」→「いいわ（大丈夫）」 私）「（今は）あんまりはれてませんねえ、わからないくらいですよね」 T）「そうなのよ。足のうらなんかもはれちゃって、（スリッパ）はくのにはいたつもりではけてないのよ。（つま先）曲がらないし。右足の方は10年くらい前からなんだけど、左足の方は急になっちゃったのよね」（自分でもしょうがない、といった感じ）。 「膀胱ガンでしょ。コバルトやるって先生がおっしゃってたけどねえ、前にも胃ガンでね、（手術したときに）つないだところがずれちゃって（手で表現）、1年くらいでくっつくって言ったのに、10年たってやっと物が通るようになったわよ」 「足がはれちゃってびっくりしちゃって、家で階段昇るのに重くて3段も上がらなくなってねぇ、そしたらちょうどここ（本学）から来いって言われてね。それで来て、針さしてねぇ、先生がここだここだなんて言ってて、どこだかわかんないけど」 私）「先生は見ながらおっしゃいますからねえ」 T）「テレビみたいの見てね。それやってから（むくみが）ひいちゃって、足しわくちゃになってねえ。上の方はちょっとはってたけど」 「この年になってねえ、80にもなってこんな病気になるなんて知らなかったわよ」 私）「どんな病気にかかるかなんてわからないですよねえ」 T）「コバルトやると髪なんか抜けちゃうからねえ」 「やることなくてねえ、1日中寝てるだけよ。コバルトやるっていっても、2、3分でしょ」 私）「あっという間でしょうね」（放射線治療なんて1回があっという間。すぐに終わってしまうという意を込めて） T）「いつも（悪いとかって言われて）驚いて来てみて、それでたいしたことないらしいのよね。ここ来て、検査やって、点滴なんか打ってもらったりしてね、10日ぐらいで家に戻るんだけど、1年のうちで2、3回そんなことやってるのよね」 「足がはれちゃってびっくりしたけど、結局たいしたことなくってね」 私）「今ははれもほとんどなくて、だるいだけですもんね」 T）「年とってこんな膀胱ガンだとかやるなんてねえ、やんなっちゃう」 「左足の方にねえ、いつも力をかけるから、左足の方が少しは太いらしいけど」 私）「人によって違いますからねえ」 T）「そうよね。──おなかがはれたりもしてたけど」 私）「左足を下にしてて大丈夫ですか」 T）「こっち（左）上にすると重くて、右足まで痛くなっちゃう」 「立ってると（足が）むくんだきて、痛くなるみたいなのよ」 「家では弟のお嫁さんと住んでて、いい人なの、いろいろとやってくれてね。弟は死んじゃったんだけど、弟の家に私が入ってるから……家ではいろいろやることもあるのよ」 私）「家にいるとチョコチョコ動いちゃいますよね」 T）「そうなのよね」 私）「食事はよく召し上がってらっしゃいますか」 T）「食べてることは食べてる。味見をする程度、貧乏症だから納豆なんかが好き」 私）「私もおいもとかが好きなんですよ」（「そう」とTさんにっこり） T）「痛かったら呼ぶから。特にやってもらうこともないしね。どうしようかしら」 私）また、ちょくちょく顔出して、おじゃましますね T）「そうね。そうしてもらうのがいいわね」

解釈、判断、推理・推論（左記の事実のアセスメントを記述）	思考過程およびケアの自己評価
日中、ベッドで寝ていることが多いようである。横（左側臥位）になっているのがいちばん楽であるらしい。	
生検後むくみがひいてしまい（原因ははっきしていないが、多少血流がよくなったのではという先生の話）、本人も針を刺したのがよかったらしいと思っているようでもある（生検後の看護記録にも同様の記載あり）。	
自分が膀胱ガンであり、以前やった手術は胃ガンによるものであったということは理解しているが、足のむくみが何によるものなのかについては、話の中にむくみと膀胱ガンとの結びつきはないように思う。 足がはれてびっくり→本学へ→入院→針をさす→はれがひいた（この間2週間ほど）という過程を経てきている。	・自分が膀胱ガンであることをちゅうちょせずに口にしているのはなぜか ・今気になっていることは左下肢の浮腫。浮腫が入院の原因ととらえている部分もあると思う。浮腫出現の理由については、よく把握していない様子。
生検に関する説明を先生より受けていないのだろうか。	
ここまできてガンになるとは…という，心境か。話の中にガンという言葉が出てくるが、"ガンである"ということをどうとらえているのか。ガンだからショックをうけているようには感じられないが。疼痛などでなく、足のむくみといった症状だけといったことも関連があるのでは。 Tさんとしては、治療といってもすぐ終わるし、入院生活の長い1日退屈してしまうといった心境であるように思える。 "驚かされるわりにはたいしたことはない"という認識を自分の病気に持っている様子。 今回も足のむくみが生検後（なぜか）引く傾向にあるため、"最初は驚いたが（足のむくみに）結局（ガンとはいっても）たいしたことない"といった気持ちがあるのではないだろうか。 しかし"ガンである"ことを本人が自認しているのだから、きめつけることはまだできない。 腹部リンパ節肥大のことを言っているのか。	・私でもガンになるかという心境では。ガンなんて、自分がなるようなものとは思ってもいなかったのだろう。 ・自分がガンになってしまったことが意外!? ・安心したいという気持ちの表れでは。自分がガンである意外性→結局たいしたことないものになると思っている様子。 ・入院はしたものの、とくに治療もなく、これから放射線があるだけで、膀胱ガンというけれどたいしたことないようだ。それよりも左下肢の浮腫、倦怠感をどうにかしたいというのが、現在の心境ではないだろうか。
同居人とはうまくいっているようだ。医師からの家族への説明、入院生活の世話はめいごさんがされている。	
昨日伺った時よりはずいぶんと積極的にお話しされる。この話の間、こちらはほとんど相づちのみ。学生に気を使っていろいろと話を聞かせてくれているのかもしれない。 多少なじんできたことも確かのように思う。	・話をするというだけでも、気がまぎれることもあるだろう。

分析的なアセスメント

アセスメントという頭脳労働

アセスメントは頭を使う作業です。
限られた情報をもとにしてそれを解釈し、ひとまずの判断をし、
推理、推論をすることによって看護の目的や方法が見つかってくるのです。

　【トレーニング①・②】はどうでしたか。「科学的な思考をする」ということがわかりましたか。

　本項は、前項までをクリアされた人が進んでいけるように構成されています。解答を読んでマスターしておきましょう。

　ここからは、本論の［分析的なアセスメント］に入念に取り組んでいきたいと思います。

向かっているゴールは看護の科学化

　ところで、何だかとても難しい看護過程のステップを学習していると思っているあなたに、今あなたが立っている位置を説明したいと思います。

　あなたは、看護実践の科学化をゴールに置きつつ、そこへ向かって歩み始めているのです。もっとも、この「科学」（サイエンス science）自体を、看護学領域でどのようにとらえるべきかに関しては、コンセンサスが得られているわけではありません。

　科学というときには、数学、物理、医学といった自然科学領域が扱う科学を意味することが多いと思われます。1＋1＝2といえるのが科学であり、それを実証することができるという前提があるのが科学的であり、客観的であるということです。

　ところが、どうでしょう。

　私たち看護学が最も関心をもって見る「全体論的な視野でみた病者」は、1＋1＝2の科学と同じでしょうか。

　人は個別の存在です。例えば、糖尿病という診断をされて10年間の既往歴をもっている50歳の男性が2人いると仮定しましょう。この2人、HさんとIさんの糖尿病の病態生理はきわめてよく似ているとしても、2人の病気の体験の意味は異なるはずです。

　Hさんが……だから、Iさんも同じ……というような決めつけは矛盾しているのです。

　それは、Hさんという人間、Iさんという人間が異なるからで、今までどのような生き方をしてきたか、現在の生活や家族、その他いろいろな要因がからんで、現在の2人の病気体験に影響を及ぼしているはずです。

　このことだけを考えても、1＋1＝2の科学では限界があります。1＋1＝？の科学。

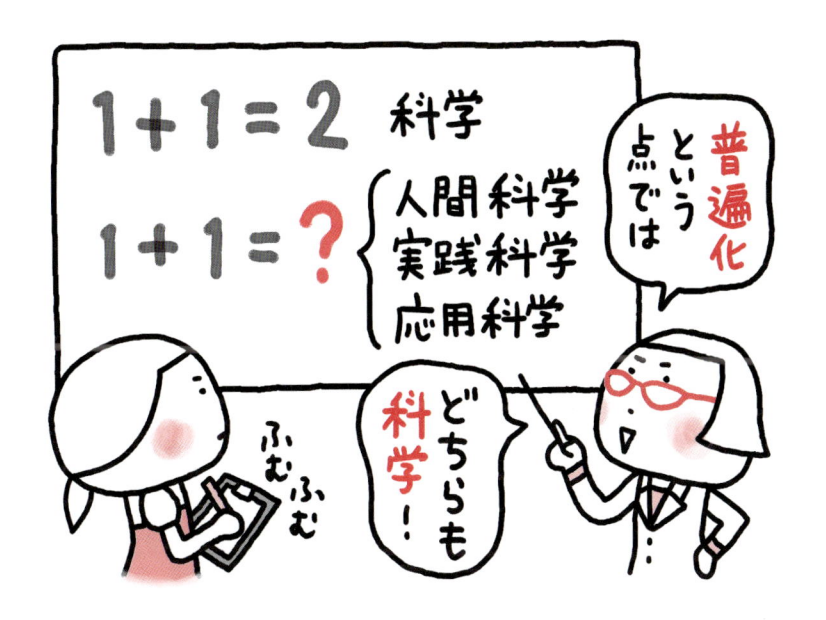

最近、看護の領域で、看護学とは「人間科学」あるいは「実践科学」、または「応用科学」などといわれている理由も、ここにあります。

看護学は机上の学問ではありません。実践なくして存在し得ないのが看護学です。ただ、看護が科学化をめざしていることは確かです。そのときの「科学」という意味合いについては模索していかなければなりません。

科学が「事実の普遍化」だとすると、看護の領域で見いだすことができる情報をいっぱい集めて、加えて、アセスメントもいっぱい集めて、いや、看護過程を用いて見えてきたものすべてを集めて普遍化する試みをすることが、科学化への道だと筆者は考えています。

というわけで、あなたが今取り組んでいる看護過程の学習は、看護実践の科学化をめざすために必要な能力を養おうとするものです。看護ケアの質の向上をめざすものでもあります。

筆者は常々、看護過程を巧みに用いていく学生の能力を磨くことに苦労をしています。それは、注射や点滴が上手にできる技術スキルの獲得に比べて、難しい種類のものだと考えています。体験だけでは培われない知的能力だからです。

解釈、判断、推理・推論という頭脳労働

あなたが受け持ち患者さんから集めた情報を見ながら、それらを

①どう読むのか
②どう見るのか
③どう見積るのか
④どう評価するのか
⑤どう査定するのか

という一連のアセスメントを行うためには、［解釈］［判断］［推理・推論］という知

分析的なアセスメント

的作業を必要とします。

　ここで忘れてはいけないことは、あなたが集めた受け持ち患者さんの情報は決して完璧ではないという点です。集めた量は常に限定されているはずです。

　1人の人間をすべて把握するということは、一生かかってもできそうもありません。

　それを看護師の卵である私たちにできるはずがないのです。もちろん看護師だってできるとは思えません。夫婦だって、友だちだって、お互いに相手のことを100％見えるはずがないのです。

　収集した情報を見つめて、これが受け持ち患者さんのすべてだ……などと勘ちがいしないでくださいね。

　限られた情報をじっとにらんで、どこまで深く読み込んでいくのか、これが勝負なのです。

作業①：解釈する

　解釈するとは、「～の意味を解く、～を解き明かす」ということです。

　受け持ち患者さんと何らかのかかわりをもちながら、あなたが得た情報があります。それらを見て、患者さんの態度、表情、行動、動作などの意味をあなたの頭でよく考えて、それを言語化するという知的作業です。

　わからない場合もあって当然です。むしろ、わからない場合のほうが多いかもしれません。もっと周辺データを集めてこないと、意味がまったくわからないこともあるでしょう。意味がいろいろと見えてきて、しぼりきれない場合もあります。しかし、一生懸命に自分の頭で考えるという作業が大切です。

　看護の場面では「待った」が通用しないことが多々あります。そういうときには、とりあえずの解釈をする必要があります。時間に余裕があれば、あせって解釈をしないで、じっくりと患者さんの様子を見て、情報を加えて、以前よりも妥当な解釈をするために努力する必要があります。ここでも第1ステップの「情報収集」と同じことがいえます。

　つまり、常に完璧で絶対的な解釈はできないということです。解釈に正解などないのです。解釈は流動的なものであり、昨日は～と思ったが、今日は違う解釈だ、ということもあるはずです。頭を柔軟にして、今あなたができる範囲の妥当な解釈をめざしてみてください。

作業②：判断する

　判断するとは、勝ちか負けか、白か黒か、イエスかノーかなど、判定をする、決定を下すという意味合いがあります。もちろん、決定にあたっては、一定の合理的基準や根拠があるはずです。

　あなたが何らかの判断をしたとき、その判断の合理的基準や根拠を言語化することができるという点が大切です。何となくそう思ったから、誰かに言われたから、教科書に書いてあったからなどというのでは、科学性など微塵もありません。

　先に説明した解釈の後、必ずひとまずの判断をすることが必要になってきます。そのときに、あなたの頭で考えた判断基準や根拠については、あなた自身の言葉で語れることが必要です。

作業③：推理・推論する

　推理・推論するとは、今はわからないこと

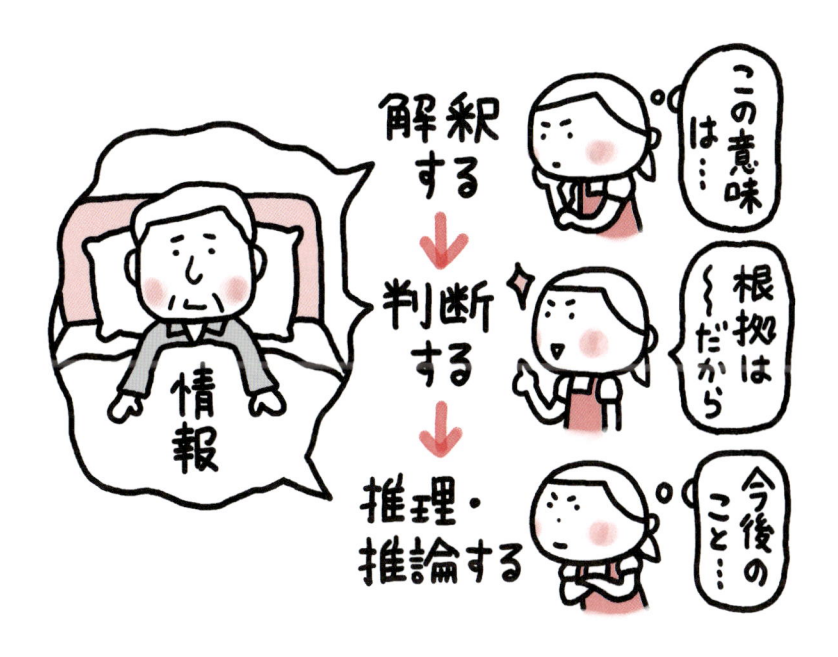

を、わかっている情報から予測することをいいます。

なぜ予測する必要があるのかといえば、予測することで見えてくることが、受け持ち患者さんを看護援助するうえで重要になってくるからです。

あらかじめ予測することによって未然に防げる事態もあるはずです。予測できるためにも、前の解釈や判断のステップがふめていることが大切です。

それでは、説明してきました［解釈］［判断］［推理・推論］について、具体的なケースで見ていくとしましょう。

分析的なアセスメント

あるケースでアセスメントを考える

慢性腎不全と診断され血液透析療法を受けることになった
男性Mさんのケースをとおして、
アセスメントの練習をしてみましょう。

慢性腎不全の患者 Mさん（28歳）のケース

Mさんは小さいころから病弱で、18歳のときに慢性糸球体腎炎と診断され、以後も入院加療したり、外来通院を続け、28歳には血液透析療法を受けることになりました。表3～5に詳しく紹介します。

このケースはMさんに面接して得られた内容を中心に構成したものです。ですから、実際の看護場面で得た看護記録などによるデータとは多少異なっていると思います。

ここでは、これらMさんに面接して得られたデータを［情報］として扱っていきます。データがたとえ不足していても、ここに書かれた［情報］の範囲で解釈、判断、推理・推論していくこととします。

［情報］が不足しているということは、看護場面では日常茶飯のことなのです。限られたデータから、いかにアセスメントするのかが大切なのです。

さて、このケースのなかの［情報］を解釈、判断、推理・推論していく【トレーニング】を皆さんにしていただくことにします。

表4のアンダーラインの箇所を見てください。

トレーニング③

なぜ、Mさんは、「だから病気のことは考えないようにするしかないなんてだんだんあきらめた」のかを考えてみてください。

これはMさんの行動、つまり病気のことは考えないという行動の意味を取り出す解釈、判断、推理・推論作業のトレーニングです。

（解答は80頁）

トレーニング④

「腎不全で透析と言われたときは、きたるべきときがきたとショックでしたが、そんな思いをしていた後だったので案外早く気持ちが決まったんです」とありますが、案外早く気持ちが決まったのではなぜでしょうか。

> これはMさんの透析を受けるという行動の決定の意味を取り出す解釈、判断、推理・推論作業のトレーニングです。
> （解答は80頁）

トレーニングが難しいと感じた人は、科学的な思考をするために、アセスメント能力（解釈、判断、推理・推論をする能力）を鍛えてください。本当の意味で看護過程を用いるために、これらの能力を開発する必要があります。

あなたの頭で考えることができる範囲や程度にはおのずと限界があるかもしれません。しかしながら、誰かに相談したり文献を調べたりする前に、最大限にあなたの知恵をふりしぼって、時間をかけてじっくりと考える努力をしてみてください。そのうちに、見えてくることもあるはずです。

Step 2 分析的なアセスメント

表3　Mさんの病気の経過

氏名：M　年齢：28歳　性別：男性　診断名：慢性腎不全
身長：175cm　体重：62kg（現在）
家族歴：父親（58歳、公務員）、母親（54歳、主婦）との3人暮らし。独身。
　薬学部大学院卒業後、母校の研究室で実験助手をしていたが、27歳のときに教授の勧めで製薬会社研究所に勤務する。

18歳
　幼少時より病弱で、扁桃腺炎で発熱することが何度かあった。18歳（大学1年）のときには、扁桃腺炎をこじらせて何日も発熱が続き、強い悪心、倦怠感のため食事が食べられず、近医に入院した。大学受験で無理な生活を続けたせいかと考えていたが、検査の結果、慢性糸球体腎炎と診断された。
　タンパク尿以外は特に症状がなかったため、定期的に尿検査、腎機能検査を受けるようにと言われただけで、特に治療はしなかった。医師からは、「長い経過の病気なので気長に大事につきあうこと」と説明され、激しいスポーツは禁じられた。

21歳
　21歳の定期受診時に血圧上昇を指摘され、治療目的で入院することとなった。疲労感などの自覚症状はなかったが、血圧180mmHg/110mmHg程度の高血圧が続き、腎炎による若年性高血圧症として降圧薬の内服を開始した。
　また、減塩食7gについては、母親とともに管理栄養士から指導を受けた。大学卒業後の進路を考える時期だったが、定期受診を続けなければならず、また1人で食事療法を続ける自信がもてず、母親も就職には強く反対したため大学院に進学した。

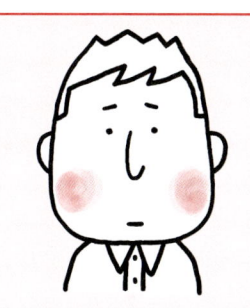

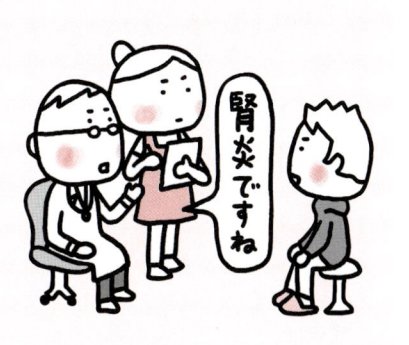

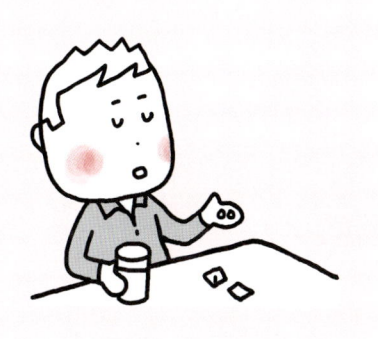

分析的なアセスメント

（表3のつづき）

24歳

24歳のとき、GFR（糸球体濾過値）100mL/分、RFP（腎血漿流量）500mL/分と低下し、精密検査のため入院する。腎RI（血管抵抗）、腎生検などの結果、腎機能の低下が進行しており、免疫療法などの治療を行ったが、特に著しい効果はみられなかった。食事療法は、タンパク質50g、総カロリー1900kcal、食塩5gとなった。

就職の件について医師に相談したが、「できるだけ座ってできる残業のない仕事を探すように」と言われた。そのまま大学に残り、パートタイムで日中だけの手伝いとして研究室の実験助手として勤めることになった。

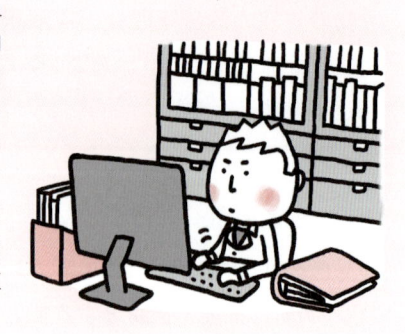

27歳

27歳のとき、教授の勧めで製薬会社研究所に勤務する。研究所長が大学の先輩で、病気のことを了解したうえで採用された。仕事の内容は、主に実験に必要な物品の請求と管理だったので、大学で実験をしているときより身体は楽になった。

7月ごろより、悪心が出現、食欲低下し疲れやすくなった。血液検査では血清クレアチニン4.0mg/dL、BUN48mg/dLと上昇し、医師からは慢性腎不全状態と告げられた。医師は、両親とMさんに対して病気のこと、透析のこと、生活のことなどを説明し、尿毒症症状が出現しないうちに血液透析をすることで仕事を続けることが可能であることを話した。

Mさんは医師と両親と何度か話し合った結果、血液透析を受けることを決意した。食事は、タンパク質30g、総カロリー2200kcal、食塩3gの慢性腎不全食に変更となり、Mさん自身が栄養士に食事のチェックをしてもらい、実際に調理指導を受けた。栄養士の評価は、「母親管理のもとでの食事はだいたい守られているが、Mさんが調理できるようになるには再三指導が必要」とのことだった。月に2回の血液検査を受けていたが、来院時には透析室を見学していくこともあった。

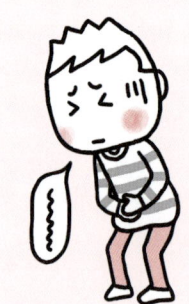

28歳

28歳の春、血清クレアチニン8.0mg/dLとなり、内シャント造設術を施行。その後4回に分けて血液透析導入患者を対象とした集団教育を受けた。その間母親は腎移植を強く希望し、組織適合検査をしたが、HLA抗体が一致せず断念した。

同年8月、血清クレアチニン13.8mg/dLに上昇し、ヘマトクリット値18％に低下し、食事が食べられなくなり血液透析を開始した。

食事は、タンパク質60g、総カロリー2000kcal、食塩3g、水分800mL、カリウム制限となった。

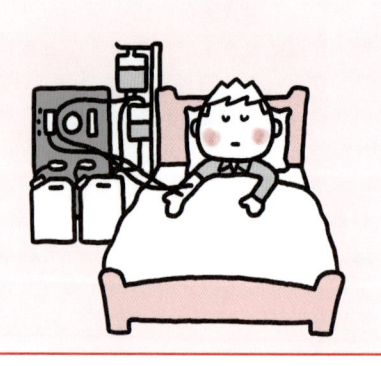

表4 Mさんの病気の受けとめ（面談より）

はじめに腎炎と診断されたときには、こんなに大変な病気とは思わなかったんです。症状もなかったから、ぴんとこなかった。もともと病気がちだったから外で遊ぶことも少なくて、スポーツは

まったく苦手なんです。夜は早く寝るほうだったし、いつ体調を崩すかわかんないから勉強はこつこつやる癖ができてたんですよ。でも大学に入ったころは、夜のつきあいが悪いとか、優等生とか見られるのが嫌で結構つくろっていたこともあったなあ。

　血圧の薬を飲むようになったときなんかも、なんか年寄りの病気みたいで嫌だなと思ったけど、朝1回飲むだけだから友だちに知られることもないしね。学生だから病院行くのも困らなかった。ただ、実験が増えてからは担当の教授には相談して、特に卒業研究のときには、ずいぶん考慮してもらいました。そのうえ就職まで世話してもらって、本当に感謝しているんです。

　あと、2人の友人に病気のことを話してずいぶん助けられた。じつは僕「落研（落語研究会）」なんです。友人に誘われて何となく入ったんだけど、気がついたらその時間が気分的に最も楽なんです。

　やっぱりいろいろあったからね。食事療法を始めたときには、つらくて、つらくて、なんでこんながまんしなきゃいけないんだとイライラして、おふくろに当たったりもしたんだけど。そうするとおふくろは、「こんな病気の子に生んだのは私のせいだ」って泣くもんだから家中泥沼に沈じゃう。おふくろは必死で減塩食作って自分も塩断ちして。だから病気のことは考えないようにするしかないとあきらめていました。

　先のこと考え出すと真っ暗だし、こっそりラーメンの汁飲んだり、薬飲まなかったりささやかな反抗してみたけど、すぐむくんだりするからどうしようもない。
　大学に残ったから環境はあんまり変わらなかったし、親のすねかじりしている奴も結構いたからあまりみじめにならなかった。でも、就職を紹介されたときには、ずいぶん迷いましたね。

　自分の人生考えないようにしていたし、体にはぜんぜん自信がなかったから。そのとき、おやじが、「親はいつまでも元気でいると思うな」って言って、その一言はこたえましたよ。甘えていたんだなと思い知らされました。職場はまだ入ったばかりだから緊張の日々ですよ。でも、安い給料だけど一応社会人になったんだと、少しは肩身の狭い思いが薄らいできたし、所長が事情を知っているから時間的にも考えてくれているので、がんばれるかなあと思います。職場の人にも話さないわけにいかなくて、伝えてあるみたいですど……。

　腎不全で透析と言われたときは、きたるべきときがきたとショックでしたが、そんな思いをしていた後だったので案外早く気持ちが決まったんです。透析中の患者さんからその体験談を聞く機会もあって、むしろ透析することで体調がよくなり元気で仕事ができる。うまくやれば嫁さんももらえるよ、将来に希望をもたなきゃって話してくれたんです。

　そんなわけでいちおう覚悟はできているんですけど、やっぱり透析をやってみたら体が慣れないせいか、気分が悪くて、頭はズキズキするし、めまいはするし、大丈夫かなあ。それに機械につながれているという感覚が嫌ですね。自分が機械人間になったみたいで、機械なしじゃ生きてられないなんて情けないですね。障害者手帳も1級になって、障害者って言葉、なんか感じ悪いイメージですよね。本物の機械人間なら、おなかをパカっと開けて新しい腎臓と取り替えられるのに、おふくろが移植するって騒いだときに、人のモノもらってまで生きるなんてと、嫌な気分だったけど、複雑ですよ。これからが大変なだなあというのが実感です。

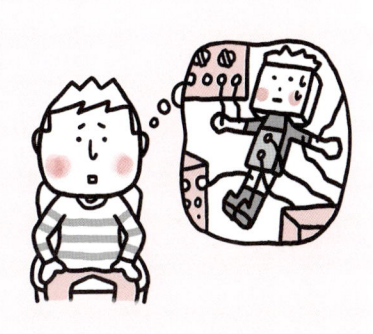

分析的なアセスメント

> **表5** Mさんの日常生活と治療状況

平日

7時	起床
7時30分	朝食（減塩パン、ジャム類、ジュースなど）
8時30分	出勤（自家用車で20分）
9時～17時	勤務はほとんどがデスクワーク。部下の事務員が1人
18時30分～19時	夕食（最近は油料理が増えている。減塩には慣れているがカロリーを摂取するのに甘い味付けやおやつが多く、やや苦手である）
	＊透析日は病院で食べる。
20時～23時	入浴ほか（入浴はぬるめの湯を好む、テレビを見たり落語を聞く、ときどき仕事を自宅でする）
23時～23時30分	就寝

- 透析が開始された後は、週2回15時で早退。近いうちにフレックスタイム制度導入予定。透析は約4時間。16～20時
- 週休2日制であるが、Mさんは隔週で土曜日勤務。
- 昼食は弁当持参（母親が調理）。食事療法に慣れたら食品交換し、外食に切り替えていく予定である。

休日

- 休日は読書、テレビを見て過ごすことが多い。
- ときどき日帰りでドライブに出かけるが、いずれ宿泊旅行をしたいと考えている。

その他

- 喫煙はしない。
- アルコールはビール1杯程度。
- 職場のつきあいで飲みに出かけることも多いが、最近カラオケに行くのが楽しみになっている。
- 排便は規則的に毎日ある。

医師の治療方針

- 食事療法とともに薬物療法で血液透析を合併症なく継続し、社会生活を維持する。
- 将来的に腎移植も検討する。
- 現在内服中の薬物
  - マーロックス　10mL×3
  - ラシックス　40mL×1
  - アルドメット　500mg×2
  - ザイロリック　100mg×2
  - アルミゲル　1.0mg×3
  - ミノマイシン　0.2mg×2
  - フェロ・グラデュメット　1 Tab

看護的な視点をもつアセスメントのフレームワーク

情報をアセスメントするにはいくつかの方法があります。
筆者の考える13項目のフレームワークを使って解釈、判断、推理・推論する
トレーニングをしてみましょう。

受け持ち患者さんの［情報］を、片っ端から、やみくもにアセスメントするよりも、看護的な視点をもった看護独自のフレームワークを用いるほうが有効だと考えます。

なぜなら、このフレームワークは看護するにあたって必要な範囲と程度が見えるように、より有効に導いてくれると思われるからです。

本項では看護的な視点をもつアセスメントのフレームワークを説明していきましょう。看護的という言葉については、第1ステップで説明しました。もう一度繰り返します。

看護的とは、何らかの健康問題をもっている患者さんの健康問題そのものだけではなく、その健康問題によって影響されたすべての反応を、患者さんの主観的な体験として知ることにあるといえます。

健康問題によって影響されたすべての反応を知ることは並大抵ではありません。きわめて膨大な範囲に及びそうです。

人間全体を知ることは、とてつもなく大変なことです。さらに、人間全体を一括した統合枠でつかみとることも大変です。

そこで、1つのサンプルとして「看護的な視点をもつアセスメントのフレームワーク」を見てみましょう。

本書では、NANDA-I（ナンダインターナショナル）が提唱している13領域の分類構造をフレームワークとして解説します（ 図1 ）。

あなたが他に好んでいるフレームワークがあれば、それを使ってください。例えば、ヘンダーソンの14項目 表6 、アブデラの21項目 表7 、そしてゴードンの11パターン（27頁）でもよいのです。

今後は、フレームワークを皆さんの手でどんどん修正して、ベストなフレームワークをめざしていくことが大切です。

とりあえず、ここでは13項目の看護的な視点をもつアセスメントのフレームワークについて、以下に紹介してみます。

13領域の側面から人間全体を知る

このフレームワークは、NANDA-Iのフレームワークで13領域の側面から人間全体を知ろうとするものです。各領域には類が含まれています。NANDA-Iの13領域と類の定義を

分析的なアセスメント

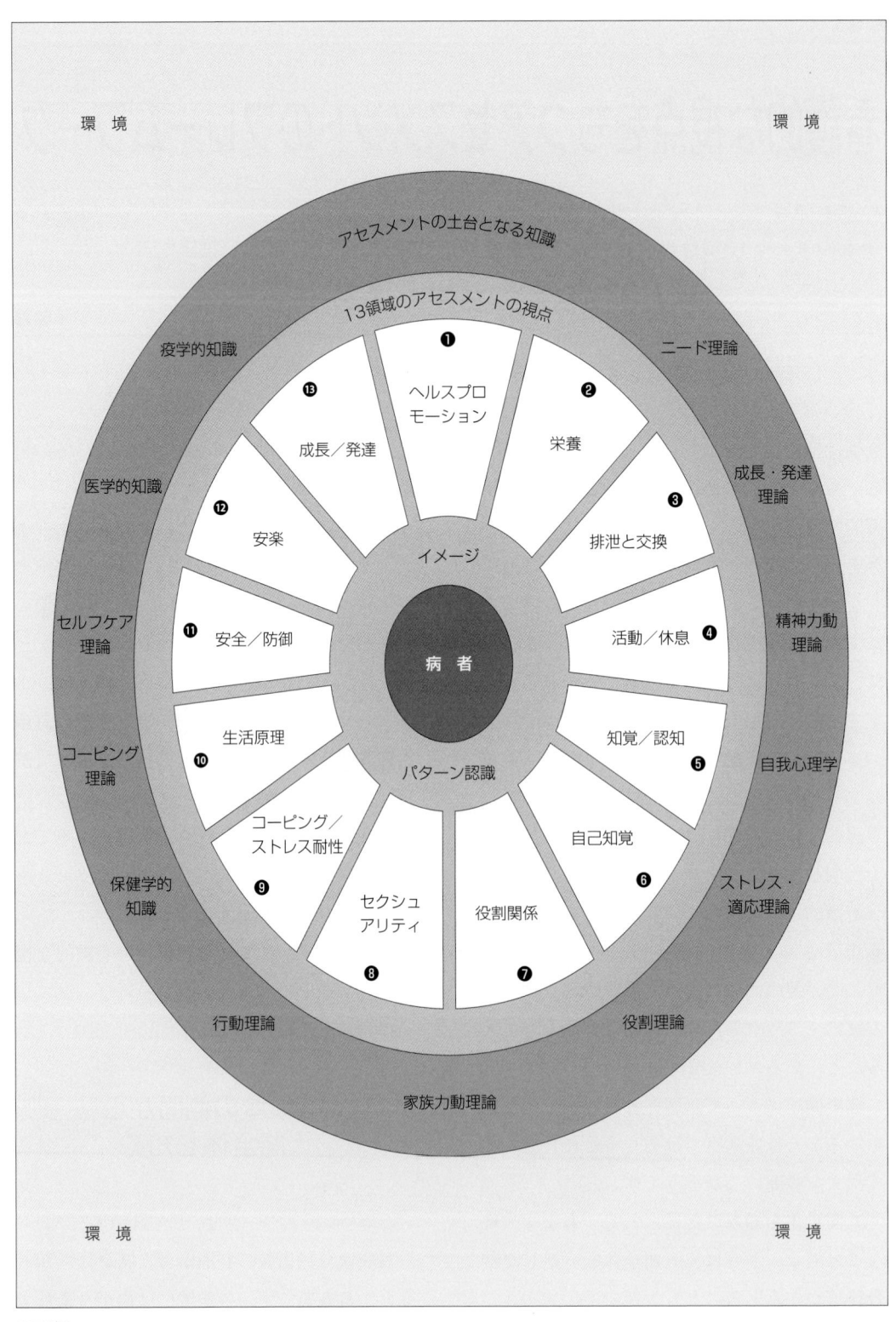

図1 看護アセスメントのフレームワーク

表6　ヘンダーソンの14項目（基本的看護の構成因子）

1. 正常に呼吸する。
2. 適切な飲食をする。
3. 身体の老廃物を排泄する。
4. 身体を動かし、またよい姿勢を保持する。
5. 睡眠と休息をとる。
6. 適切な衣類を選び、それを着脱する。
7. 衣類の調節と環境を変化させることにより体温を生理的範囲内に維持する。
8. 身体を清潔に保ち、身だしなみをととのえ、皮膚を保護する。
9. 危険な環境因子を避け、また他人を傷害しない。
10. 情動、欲求、恐怖、意見などを表現して他人とコミュニケーションをもつ。
11. 自分の信仰にしたがって礼拝する。
12. 何かをやりとげたいという感じをもたらすような仕事をする。
13. 遊ぶ、あるいは種々のレクリエーションに加わる。
14. 正常な発達および健康へと通ずる学習をし、発見をし、あるいは好奇心を満足させる。また利用できる保健施設を活用する。

表7　アブデラによる21の看護の問題点

1. 個人の衛生と身体的安楽の保持。
2. 適切な運動、休息、睡眠の調整。
3. 事故、障害を防止し、病気の感染予防を通して行う安全策の促進。
4. 良好な身体機能の保持と、機能障害の防止およびその矯正。
5. 身体各部細胞への酸素供給の保持と促進。
6. 身体各部細胞への栄養補給の保持と促進。
7. 排泄の円滑を図る。
8. 体液および電解質のバランスの保持と促進。
9. 身体の病気に対する生理的反応—病理的、生理的、代償的—の理解。
10. 身体の円滑な機構組織と機能の保持と促進。
11. 身体の感覚的機能の保持と促進。
12. 有形、無形の意志の表現、感情、反応の認識と理解。
13. 臓器疾患と情緒の相互関連性の確認と理解。
14. 有効的な、有言、無言の意志疎通の理解と努力。
15. 建設的人間関係の発展と努力。
16. 個人の精神的目標達成を促す努力。
17. よき医療環境の創造と維持。
18. 身体的、情緒的、発展的ニードの多様性をもった個人としての自己を認めさせる。
19. 身体的、情緒的の制約内での最大可能な目標を理解させる。
20. 疾病からくる諸問題解決の助けとして、社会資源の活用を行う。
21. 病気の原因を起こす要素としての、社会問題を理解する。

分析的なアセスメント

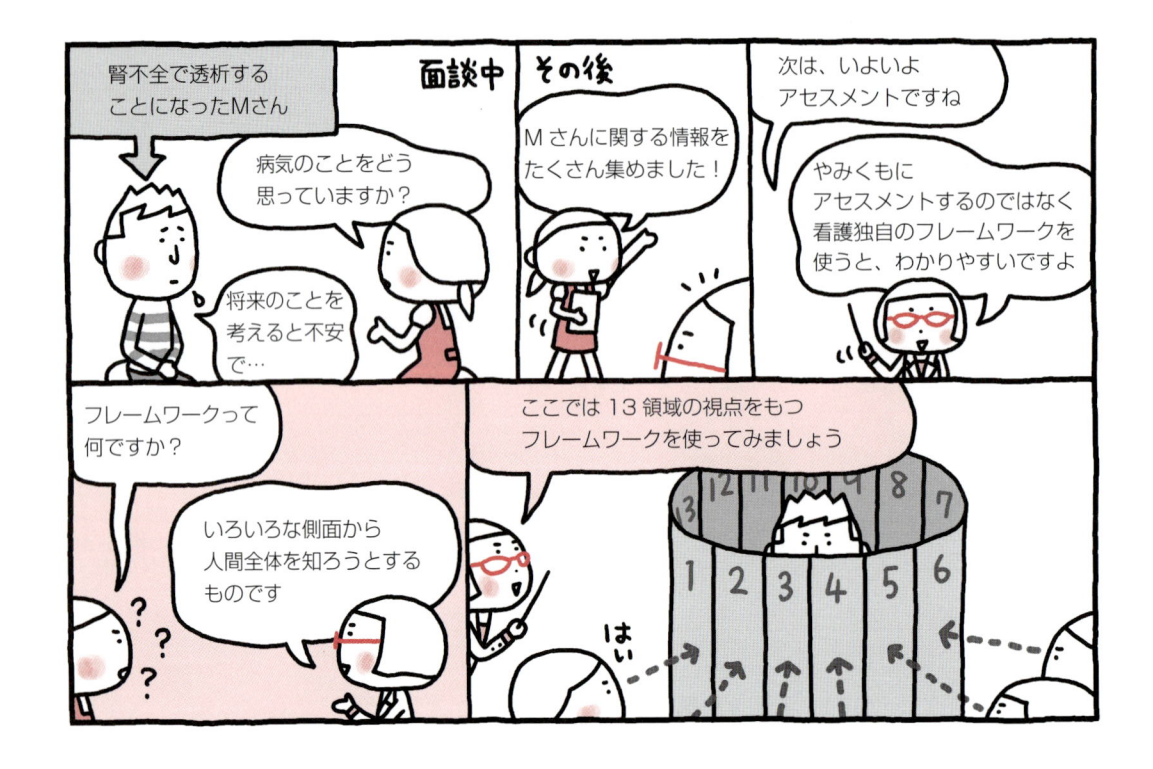

　表8 に示しました。具体的に解説しましょう。

　領域1：ヘルスプロモーションは、人の行動的な側面です。アセスメントをするにあたっては、保健行動、病気行動、病者役割行動などの概念を扱っている医療社会学分野が主として取り扱っている中範囲理論（注2）の知識が必要となります。

　領域2：栄養は、人の身体的な側面です。アセスメントをするにあたっては、医学的な知識が必要となります。

　領域3：排泄と交換は、人の身体的な側面です。アセスメントをするにあたっては、医学的な知識が必要となります。

　領域4：活動／休息は、人の身体的な側面です。アセスメントをするにあたっては、医学的な知識が必要となります。

　領域5：知覚／認知は、人の身体的な側面です。アセスメントをするにあたっては、医学的な知識が必要となります。

　領域6：自己知覚は、人の心理的な側面です。アセスメントをするにあたっては、自己概念・自己尊重・ボディイメージに関する中範囲理論の知識が必要となります。

　領域7：役割関係は、人の社会的な側面です。アセスメントをするにあたっては、役割理論、家族関係に関する中範囲理論の知識が必要となります。

　領域8：セクシュアリティは、人の統合的な側面です。つまり、セクシュアリティという概念は、生物学的な性、社会文化的な性などのあらゆる側面を統合しているからです。

注2　中範囲理論：看護実践に生かすことができる特定領域の理論。

表8 13領域の定義と各領域に含まれる類の定義

領域と定義	類と定義
1：ヘルスプロモーション 安寧状態または機能の正常性の自覚、およびその安寧状態または機能の正常性のコントロールの維持と強化のために用いられる方略	1：健康自覚 正常機能と安寧状態の認知 2：健康管理 健康と安寧状態を維持するための活動を明らかにし、コントロールし、実行し、統合すること
2：栄養 組織の維持と修復、およびエネルギーの産生の目的で、栄養素を摂取し、同化し、利用する活動	1：摂取 食物や栄養素を体内に摂取すること 2：消化 食品を吸収や同化に適した物質に変換する物理的・化学的活動 3：吸収 身体組織を通過させて栄養素を吸収する活動 4：代謝 原形質の生成と利用、およびエネルギーと老廃物の産生のために、細胞や生体内で起こっているあらゆる生命過程のためのエネルギーの放出を伴う化学的および物理的過程 5：水化 水と電解質の摂取と吸収
3：排泄と交換 身体からの老廃物の分泌と排出	1：泌尿器系機能 尿の分泌、再吸収、そして排出の過程 2：消化器系機能 消化の最終産物の吸収と排出の過程 3：外皮系機能 皮膚を通過する分泌と排出の過程 4：呼吸器系機能 ガス交換および代謝の最終産物の除去の過程
4：活動／休息 エネルギー資源の産生、保存、消費、またはバランス	1：睡眠／休息 眠り、休養、安静、くつろぎ、無活動状態 2：活動／運動 身体の一部を動かすこと（可動性）、働くこと、またはしばしば（しかしながら常にてはなく）抵抗に抗して活動を行うこと 3：エネルギー平衡 資源の摂取と消費の調和の動的状態 4：循環／呼吸反応 活動／休息を支える循環ー呼吸のメカニズム 5：セルフケア 自分の身体および身体機能をケアするための活動を実施する能力
5：知覚／認知 注意、見当識、感覚、知覚、認知、コミュニケーションなど、ヒトの情報処理システム	1：注意 気がつくため、または観察するための精神的レディネス 2：見当識 時間、場所、および人の自覚 3：感覚／知覚 触覚・味覚・嗅覚・視覚・聴覚・運動覚を通して情報を受け入れること、そして感覚データの理解から命名し、連想し、そして／またはパターン認識すること 4：認知 記憶、学習、思考、問題解決、抽象化、判断、洞察、知的能力、計算、言語の使用 5：コミュニケーション 言語的および非言語的な情報を送り、受けとること
6：自己知覚 自己についての自覚	1：自己概念 総体としての自己についての知覚 2：自己尊重 自分の価値、能力、重要性、および成功の評価 3：ボディイメージ 自分の身体についての精神的なイメージ

分析的なアセスメント

(表8のつづき)

7：役割関係 人と人の間、またはグループとグループの間の肯定的および否定的な結合や連携、そして、そうした結合が表す意味	1：介護役割 ヘルスケア専門職の資格を持たないでケアを提供している人の社会的に期待される行動パターン 2：家族関係 生物学的に関連のある、または選択によって関連のある人のつながり 3：役割遂行 社会的に期待される行動パターンにおける機能の質	
8：セクシュアリティ 性同一性、性的機能、および生殖	1：性同一性 セクシュアリティ、そして／またはジェンダーにおいて固有の人物である状態 2：性的機能 性的活動に参加する力量または能力 3：生殖 新しい個体（人）が産み出されるあらゆる過程	
9：コーピング／ストレス耐性 人生の出来事／生活過程に取り組むこと	1：身体的／心的外傷後反応 身体的または心理的トラウマ（外傷）の後に起こる反応 2：コーピング反応 環境ストレスを管理する過程 3：神経行動ストレス 神経および脳機能を反映した行動的反応	
10：生活原理 真実である、または本質的に価値が高いと見なされる行動や習慣、あるいは制度に関する道徳上の振る舞い、思考、および行動の基礎をなす原理	1：価値観 好みの行動様式または最終状態の同定と序列づけ 2：信念 真実である、または本質的に価値が高いと見なされる行動や習慣、あるいは制度についての意見、期待、または判断 3：価値観／信念／行動の一致 価値観や信念、および行動との間で達成される調和またはバランス	
11：安全／防御 危険や身体損傷または免疫システムの傷害がないこと、喪失からの保護、そして安全と安心の確保	1：感染 病原体の侵入に続発する宿主の反応 2：身体損傷 身体上の危害または傷害 3：暴力 身体損傷または虐待を起こすための過剰な腕力や能力の行使 4：危険環境 周辺にある危険の発生源 5：防御機能 非自己から自己を自分で守る過程 6：体温調節 有機体を守る目的で体内の熱とエネルギーを調節する生理的過程	
12：安楽 精神的、身体的、社会的な安寧または安息の感覚	1：身体的安楽 身体的な安寧または安息の感覚 2：環境的安楽 自分の環境のなかで安寧または安息の感覚／自分の環境に安寧または安息の感覚 3：社会的安楽 自分の社会的な状況に安寧または安息の感覚	
13：成長／発達 身体面や臓器系統、そして／または発達指標の獲得の、年齢に即した増大	1：成長 身体面の増大または臓器系統の成熟 2：発達 発達指標の獲得または喪失、あるいは獲得したものの喪失	

T. ヘザー・ハードマン編，日本看護診断学会監訳，中木高夫訳：NANDA-I 看護診断―定義と分類 2009-2011. 医学書院，2009：444-459. より許可を得て転載。

したがってアセスメントをするにあたっては生物学的な性、社会文化的な性などに関する医学的な知識および中範囲理論の知識が必要となります。

領域9：コーピング／ストレス耐性は、人の行動的な側面です。したがってアセスメントをするにあたっては心理的ストレス-コーピング理論、不安、悲嘆、悲哀などに関する中範囲理論の知識が必要となります。

領域10：生活原理は、人の統合的な側面です。アセスメントをするにあたっては、価値観、信念などに関する中範囲理論の知識が必要となります。

領域11：安全／防御は、人の身体的な側面です。アセスメントをするにあたっては、医学的な知識が必要となります。

領域12：安楽は、人の統合的な側面です。アセスメントをするにあたっては、身体的な安楽については医学的な知識が、環境的安楽や社会的安楽については関連する中範囲理論の知識が必要となります。

領域13：成長／発達は、人の統合的な側面です。アセスメントをするにあたっては、成長については医学的な知識が、発達については発達理論などに関する中範囲理論の知識が必要となります。

13領域と各類のアセスメントの視点を表9にまとめました。

表9 13領域と各類のアセスメントをする時の視点

領域	類	どのような視点からアセスメントをするのか	アセスメントの材料
1：ヘルスプロモーション	1：健康自覚	患者は自身の健康状態をどのように受けとめているのか	このことに関連する言動や行動
	2：健康管理	患者は自身の健康状態をよりよい状態、より安寧な状態とするために、どのような健康管理をしているのか	このことに関連する言動や行動
2：栄養	1：摂取	患者の栄養状態は、基準値を満たしているのかどうか	身長、体重、BMI、食事摂取状況、血液検査結果など
	2：消化	患者の消化機能は、正常に機能しているのかどうか	排便状況、消化機能が明らかになる各種検査結果など
	3：吸収	患者の吸収機能は、正常に機能しているのかどうか	排便状況、吸収機能が明らかになる各種検査結果など
	4：代謝	患者の代謝機能は、正常に機能しているのかどうか	代謝機能が明らかになる各種検査結果など
	5：水化	患者の水・電解質のバランスは、基準値を満たしているのかどうか	水・電解質のバランスを明らかにする血液検査結果など
3：排泄と交換	1：泌尿器系機能	患者の腎機能は、正常にはたらいているのかどうか	排尿回数、尿の性状や排泄量、腎機能状態を明らかにする血液検査結果など
	2：消化器系機能	患者の消化器系機能は、正常にはたらいているのかどうか	排便回数、便の性状や排泄量、消化器系機能を明らかにする検査結果など

分析的なアセスメント

(表9のつづき)

		3：外皮系機能	患者の外皮系機能は、正常にはたらいているのかどうか	発汗量や皮膚の状態など、外皮系機能が正常にはたらいているのかどうかを示す臨床所見など
		4：呼吸器系機能	患者の呼吸器系機能は、正常にはたらいているのかどうか	呼吸回数、呼吸状態、血液ガス分析結果、肺機能検査結果など
4：活動／休息		1：睡眠／休息	患者の睡眠や休息は、十分とれているのかどうか	睡眠時間、熟眠の有無、休息時間、これらを妨げているような機能障害や要因など
		2：活動／運動	患者の活動や運動は、十分なされているのかどうか	身体活動や運動の状態、これらを妨げているような機能障害や要因など
		3：エネルギー平衡	類1の睡眠／休息と類2の活動／運動のバランスはどうか	
		4：循環／呼吸反応	患者の呼吸機能および循環機能はどうか	呼吸機能については、領域3の類4の呼吸器系機能でもアセスメントしたが、同様にここでも呼吸回数、呼吸状態、血液ガス分析結果、肺機能検査結果などがアセスメントの材料になる。加えて、循環機能状態を明らかにする臨床所見や血液検査結果などがアセスメントの材料となる
		5：セルフケア	患者の身の回りの身近な活動は、自分自身でどれくらいできるのかどうか	食事の摂取、洗面、身づくろい、衣服の着脱、排泄などの身の回りの身近な活動についての情報
5：知覚／認知		1：注意	患者が自身の身の危険を防ぐために、周囲からの刺激に対して注意することができるのかどうか、注意するために気づくことができる能力をもっているのかどうか	視野狭窄などがあるかどうか、気づくために必要な能力に関する情報
		2：見当識	患者の意識状態はどうか	意識状態を客観的に把握するためのJCSやGCSを使用したりすることも必要となる
		3：感覚／知覚	患者の感覚や知覚は、正常であるのかどうか。視覚、聴覚、味覚、嗅覚、触覚などに異常があるのかないのか	感覚器系の各種検査結果など
		4：認知	患者の認知機能はどうか	認知機能を客観的に把握するための各種尺度を使用したりすることも必要となる
		5：コミュニケーション	患者は、自らの意思を他者に伝達することが自由にできているのかどうか	コミュニケーションの状態に関する情報に加えて、言語機能障害の有無や程度なども、アセスメントの材料となる
6：自己知覚		1：自己概念	患者は、自身を、「自分はどのような人間であるのか」「どのような人であると周囲から思われているのか」について、どのように受けとめているのか	このようなことに関連する言動や行動

	2：自己尊重	患者は、自身の能力や評価について、どのようにとらえているのか	例えば「私は人からうらやましがられるほどに油絵を描く美術技能がすばらしい人間だ」「スポーツなら私をしのぐ人はあまりいないといわれるほど秀でている」など、自分の尊敬するべきことに関連する言動や行動
	3：ボディイメージ	患者は、自身の身体について、どのように受けとめているのか	自分の身体に関連する言動や行動
7：役割関係	1：介護役割	患者が自宅で療法されているような場合、患者を介護している人は、誰か。その介護している人は、どのような介護の役割を担っているのか、また、介護の負担はあるのだろうかなど。現時点で介護していない状況でも、介護が必要であると近々予測されるかどうか	介護者は誰か、介護役割の内容はどのようなものか、介護者の負担の程度はどうかなど
	2：家族関係	患者のご家族との関係はどうか	お互いにサポートし合っている関係であろうか、情緒的な関係はどうなのかなど
	3：役割遂行	患者が担っている役割について、患者は役割期待をどのように受けとめていて、それに対してどのような役割遂行をしているのか	会社（職場）・家庭・地域社会等における役割遂行はどうかなど
8：セクシュアリティ	1：性同一性	患者の女性性や男性性。また、社会が認めている性（男性もしくは女性）に対してそれを認めたくないとしている場合は、その内容について	
	2：性的機能	患者の性的機能は正常であるかどうか	性的機能障害がある場合はその障害の程度など
	3：生殖（再生産）	患者の生殖機能は正常であるかどうか	
9：コーピング／ストレス耐性	1：身体的／心的外傷後反応	患者が身体的外傷や心的外傷を受けているような場合は、その内容	
	2：コーピング反応	患者に心理的なストレスがある場合は、そのストレスに対してどのような受けとめをしているのか（認知的評価）、ストレスフルだとしているような場合は、どのようなコーピングをしているのか、結果として、適応しているのか、一方、不安なことはないかなど	

Step 2 分析的なアセスメント

分析的なアセスメント

(表9のつづき)

	3：神経行動ストレス		脳神経系に異常がある場合に、どのような異常が見られているのかどうか	
10：生活原理	1：価値観		患者はどのような価値観や信念をもって生きているのだろうか	価値観や信念は分けてアセスメントすることが難しいので、まとめてアセスメントする
	2：信念			
	3：価値観／信念／行動の一致		患者の価値観や信念に照らし合わせて実際の行動を見たときに、価値観や信念を貫いた行動がとれているのかどうか	
11：安全／防御	1：感染		患者の感染状態や感染リスク	感染徴候の有無と程度、感染リスクなどの情報
	2：身体損傷		患者の身体損傷の状態や身体損傷リスク	身体損傷の有無と程度、身体損傷のリスクなどの情報
	3：暴力		患者の暴力の状態や暴力のリスク	暴力の有無とその状態、暴力のリスクなどの情報
	4：危険環境		患者が置かれている現在の環境は危険な環境であるかどうか	放射線量等、危険な環境の指標となる情報
	5：防御機能		患者の免疫機能などの防御機能	免疫機能などの防御機能を明らかにする情報
	6：体温調節		患者の体温調節機能	体温調節機能が正常にはたらいているのかどうかを明らかにする情報
12：安楽	1：身体的安楽		患者に不快はないかどうか、疼痛はないのかどうか、身体的に安寧な状態であるかどうか	不快な症状、疼痛の状態など
	2：環境的安楽		患者が現在置かれている環境は、安寧な環境であるのかどうか	環境に関する情報
	3：社会的安楽		患者の社会的な相互作用（家族以外の職場の人々や友人などとの関係）が、患者にとって社会的な安寧をもたらしているのかどうか	社会的な相互作用（家族以外の職場の人々や友人などとの関係）に関する情報
13：成長／発達	1：成長		患者の身体的、臓器的な成長は正常であるのかどうか	遺伝的な疾患の有無やその程度
	2：発達		患者の心理、社会的な成熟度はどうか発達理論に照らし合わせてみると、成熟度はどうなのか	

アセスメントのフレームワークを使ってみよう

それでは、この13領域の［看護的な視点をもつアセスメントのフレームワーク］を使ってみましょう。
分析的アセスメントのトレーニングです。

42頁で紹介したMさんのケースを、事例として再度使ってみたいと思います。

13領域のなかでも、身体的な側面である5領域（領域2：栄養、領域3：排泄と交換、領域4：活動／休息、領域5：知覚／認知、領域11：安全／防御）を、先に取り上げていきます。

各領域には類が含まれています。アセスメントをする際には、できるかぎり類ごとに関連情報を抜粋し、類のアセスメントを行います。そのうえで、類のアセスメントをまとめて、領域全体のアセスメントをします。ただし、各領域の類によっては、別々に関連情報を抜粋するよりも、複数の類をまとめて関連情報を抜粋したほうがよい場合もあります。随時、解説を入れることとします。

めて関連情報を抽出します。というのも、類1の摂取は、栄養状態を客観的に見る領域です。栄養状態は、身体機能としての消化機能・吸収機能の結果として表れます。正常な消化機能・吸収機能であれば結果的に栄養状態も正常となるのです。

類5の水化は、水・電解質のバランスをアセスメントする類です。Mさんのケースは、腎臓機能低下があるので、注意してアセスメントしなくてはなりません。

表10 に、類1：摂取、類2：消化、類3：吸収、類4：代謝、類5：水化の5つの類の関連情報の抜粋をしたうえで、5つの類別のアセスメントをしました。5つの類別のアセスメントをまとめて、領域2：栄養のアセスメントをしました。

領域2：栄養

領域2：栄養には、類が5つあります。類1：摂取、類2：消化、類3：吸収、類4：代謝、類5：水化です。

Mさんのケースでは、類1〜3は、まと

分析的なアセスメント

表10 Mさんの領域2：栄養のアセスメント

	関連情報の抜粋とアセスメント
類1：摂取 類2：消化 類3：吸収 類4：代謝 類5：水化	【関連情報の抜粋】 過去の情報より ・18歳（大学1年生）：扁桃腺炎をこじらせて何日も発熱が続き、強い悪心、倦怠感のため食事が食べられず、近医に入院した。 ・21歳：定期受診時に血圧上昇を指摘され、治療目的で入院することとなった。腎炎による若年性高血圧症として降圧薬の内服を開始した。減塩7gについては母親とともに栄養士から指導を受けた。 ・24歳：食事療法は、タンパク質50g、総カロリー1900kcal、食塩5gとなった。 ・27歳：7月ごろより悪心が出現、食欲低下し、疲れやすくなった。慢性腎不全と診断された。尿毒症症状が出現しないように、血液透析をすることで仕事の継続が可能であることを医師は話した。食事は、タンパク質30g、総カロリー2200kcal、食塩3gの慢性腎不全食となり、Mさん自身が栄養士に食事のチェックをしてもらい、実際に調理指導を受けた。栄養士の評価は「母親管理のもとでの食事はだいたい守られているが、Mさん自身が調理できるようになるには再三指導が必要」とのことだった。 ・28歳の春：内シャント術を施行 ・28歳の8月：食事が食べられなくなり血液透析開始。食事は、タンパク質60g、総カロリー2000kcal、食塩3g、水分800mL、カリウム制限となった。 ・現在の日常生活から：7時30分朝食、昼食は弁当持参（母親が調理）、食事療法に慣れたら食品交換し外食に切り替えていく予定である。18時30分～19時夕食（最近は油料理が増えている。減塩には慣れているが、カロリーを摂取するのに甘い味付けやおやつが多く、やや苦手である）、透析日は病院で食べる。アルコールはビール1杯程度。 ・内服薬：マーロックス10mL×3（制酸薬（胃薬）：胃炎予防）、アルミゲル1.0mg×3（制酸薬（胃薬）：胃炎予防）1.0mg×3 ・現在の身長175cm、体重62kg（肥満度） 【類1：摂取のアセスメント】 ・現在は母親管理のもとで食事療法を行っており、血液透析の影響による食欲低下もなく、栄養状態は低下しておらず、正常である。 【類2：消化のアセスメント】 ・消化機能は正常である。 【類3：吸収のアセスメント】 ・吸収機能は正常である。 ・腎機能低下を表しているすべての情報は上記と同じ。 ・現在、水分800mLに制限されている。カリウムも制限されている。 【類4：代謝のアセスメント】 ・代謝機能は正常である。 【類5：水化のアセスメント】 ・血液透析、食事療法として水分制限やカリウム制限、さらに、薬物療法が適切になされないと、水、電解質のアンバランスが起こる可能性がある。しかし、現在は正常である。

アセスメントのまとめ

　現在は母親管理のもとで食事療法を行っており、血液透析の影響による食欲低下もなく、栄養状態は低下しておらず、正常である。

領域3：排泄と交換

領域3：排泄と交換には類が4つあります。類1：泌尿器系機能、類2：消化器系機能、類3：外皮系機能、類4：呼吸器系機能です。

表11に、4つの類別の関連情報の抜粋をしたうえで4つの類のアセスメントをしました。これらの類のアセスメントをまとめて領域3：排泄と交換のアセスメントをしました。

表11 Mさんの領域3：排泄と交換のアセスメント

	関連情報の抜粋とアセスメント
類1：泌尿器系機能 類2：消化器系機能 類3：外皮系機能 類4：呼吸器系機能	【類1：泌尿器系機能の関連情報】 （ここには腎機能低下を表す情報がすべて必要である。経時的に表にしておく） |	GFR	RFP	Cre (0.6-1.3)*	BUN (6-20)**	Ht (39-52%)*** | |---|---|---|---|---|---| | 24歳 | 100mL/分 | 500mL/分 | | | | | 27歳 | | | 4.0mg/dL | 48mg/dL | | | 28歳春 | | | 8.0mg/dL | | | | 28歳8月 | | | 13.8mg/dL | | 18% | *糸球体濾過機能を反映　**タンパク質の最終代謝物質　***血液中に占める赤血球割合 ・利尿剤としてラシックス40mL×1を内服中である ・血液透析を28歳8月から開始している。 【類1：泌尿器系機能のアセスメント】 ・慢性腎不全によって腎機能が低下しており、血液透析、食事療法、薬物療法で腎機能を保っている状態である。 【類2：消化器系機能の関連情報】 ・現在の日常生活から：排便は規則的にある。消化器系の疾患などはない。 【類2：消化器系機能のアセスメント】 ・排便コントロールは正常になされている。 【類3：外皮系機能の関連情報】 ・発汗異常などの情報はない。 【類3：外皮系機能のアセスメント】 ・外皮系機能は正常である。 【類4：呼吸器系機能の関連情報】 ・呼吸困難などの情報はない。 【類4：呼吸器系機能のアセスメント】 ・呼吸状態も正常である。
アセスメントのまとめ 　慢性腎不全によって腎機能が低下しており、血液透析、食事療法、薬物療法で腎機能を保っている状態である。	

領域4：活動／休息

領域4：活動／休息には類が5つあります。類1：睡眠／休息、類2：活動／運動、類3：エネルギー平衡、類4：循環／呼吸反応、類5：セルフケアです。

表12に、類1：睡眠／休息と類2：活動／運動の2つの類の関連情報の抜粋をしたうえで、5つの類別のアセスメントをしました。これら5つの類のアセスメントをまとめて、領域4：活動／休息のアセスメントをしました。

表12 Mさんの領域4：活動／休息のアセスメント

	関連情報の抜粋とアセスメント
類1：睡眠／休息 類2：活動／運動 類3：エネルギー均衡 類4：循環／呼吸反応 類5：セルフケア	【類1：睡眠／休息および類2：活動／運動の関連情報】 （類の1と2は、一緒に取り上げる） ・幼少時：病弱で扁桃腺炎で発熱することが何度かあった（→小さいころから活動／運動は病弱のために制限されていたことが推測される） ・18歳：扁桃腺炎をこじらせて何日も発熱が続き、強い悪心、倦怠感のため食事が食べられず近医に入院した。糸球体腎炎と診断され、医師からは「長い経過の病気なので気長に大事につきあうこと」と説明され、激しいスポーツは禁じられた（→18歳のころに診断され、激しい運動はしていないと推測される）。退院後はできるだけ無理をせず規則的に暮らすように心がけた。 ・24歳：就職について、「できるだけ座ってできる残業のない仕事を探すように」といわれた。そのまま大学に残り、パートタイムで日中だけの手伝いとして研究室の実験助手として勤めることとなった。（→やはり、その後も体に無理のない軽労働の活動しかしてはいけない制限があることがわかる） ・27歳：製薬会社研究所に勤務。実験をしていたときより体は楽になった（→休息もとれるような職場環境であることが伺われる） ・28歳：内シャント造設術施行。同年8月より透析が開始となっている。 **病気の受けとめより** 「……もともと病気がちだったから外で遊ぶことも少なくて、スポーツはまったく苦手なんです。夜は早く寝るほうだったし、いつ体調を崩すかわからないから……」 **現在の日常生活より** 7:00　7:30　8:30　9:00………仕事………17:00まで　18:30　20-23　23-23:30 起床　朝食　出勤　　　　　　　　　　　　　　　　　　夕食　入浴他　就寝 ・透析日は、16時〜20時は透析。 ・週休2日制であるが、Mさんは隔週で土曜日勤務。近いうちにフレックスタイム制度導入予定。 ・休日は読書やテレビ、ときどき日帰りでドライブ。いずれ宿泊旅行をしたい。 ・以上から、睡眠は、8時間はとっているようだ。仕事もデスクワークのために体

【類1：睡眠／休息のアセスメント】
・血液透析の影響によっての不眠などはなく、十分な睡眠時間を確保できており、無理のない日常生活を送っていることから、休息も得られていると推測できる。

【類2：活動／運動のアセスメント】
・小さいころより、無理のできない体であることがわかっていることから活動制限がありながらも、無理のない範囲でドライブをしたりと日常生活のなかで最低限度の活動を維持しているようだ。一方、内シャントがあることから右手で重い荷物をもてないなどの活動制限はある。

【類3：エネルギー平衡のアセスメント】
・以上の類1と類2のアセスメントから、活動と休息のバランスは保てていると考える。

【類4：循環／呼吸反応の関連情報】
・すでに領域3：排泄と交換で、呼吸器系機能のアセスメントはしている。呼吸状態は正常であった。
・ここでは循環動態の関連情報を見てみる。
・慢性腎不全のために高血圧であること、そのために降圧薬を内服している。
・ヘマトクリット値が低く貧血があること、そのために、鉄製剤を内服している。

【類4：循環／呼吸反応のアセスメント】
・慢性腎不全のために高血圧であり降圧薬を内服して血圧コントロールをしている。さらに、貧血もあり循環血液量の不足が考えられる。

【類5：セルフケアの関連情報】
・以上見てきたすべての情報からMさんが日常生活活動をどの程度自分で行えるかを考える。

【類5：セルフケアのアセスメント】
・内シャントしている側の腕には活動制限はあるが、ほぼ身の回りの活動は自分で行うことができる。

アセスメントのまとめ

小さいころより、無理のできない体であることがわかっていることから活動制限がありながらも、無理のない範囲でドライブをしたりと日常生活のなかで最低限度の活動を維持しているようだ。一方、内シャントがあることから右手で重い荷物をもてないなどの活動制限はある。慢性腎不全のために高血圧であり降圧薬を内服して血圧コントロールをしている。さらに、貧血もあり循環血液量の不足が考えられる。

領域5：知覚／認知

領域5：知覚／認知には類が5つあります。類1：注意、類2：見当識、類3：感覚／知覚、類4：認知、類5：コミュニケーションです。

表13に、5つの類別の関連情報の抜粋をしたうえで、5つの類のアセスメントをしました。これら5つの類のアセスメントをまとめて、領域5：知覚／認知のアセスメントをしました。

分析的なアセスメント

領域11：安全／防御

領域11：安全／防御には類が6つあります。類1：感染、類2：身体損傷、類3：暴力、類4：危険環境、類5：防御機能、類6：体温調節です。

表14に、6つの類別の関連情報の抜粋をしたうえで、6つの類のアセスメントをしま

表13 Mさんの領域5：知覚／認知のアセスメント

	関連情報の抜粋とアセスメント
類1：注意 類2：見当識 類3：感覚／知覚 類4：認知 類5：コミュニケーション	【類1：注意の関連情報】 ・注意の定義は、"気がつくため、または観察するための精神的なレディネス"となっており、アセスメントでは、Mさんが注意することのできる能力をもっているのか、つまり、注意しなくてはならないことに気がついているのか、また、物事や出来事一般を観察することができる能力をもっているのかを考える。 ・Mさんは、慢性腎不全であり、血液透析を週2回外来で受けているが、社会人として日常生活を普通に過ごすことができている。これらに関連する情報がここでのアセスメントの判断材料となる。 【類1：注意のアセスメント】 ・注意するための能力は保持しており、正常である。 【類2：見当識の関連情報】 ・Mさんは現在、意識清明であり、上記に書いたように、慢性腎不全であり、血液透析を週2回外来で受けているが、社会人として日常生活を普通に過ごすことができている。つまり、Mさんの現在の意識状態を判断することに関連する情報がここでのアセスメントの判断材料となる。 【類2：見当識のアセスメント】 ・見当識は正常である。 【類3：感覚／知覚の関連情報】 ・上記と同様の情報から触覚、味覚、嗅覚、聴覚、運動覚が障害されていることを表すような情報はない。 【類3：感覚／知覚のアセスメント】 ・感覚／知覚は正常である。 【類4：認知の関連情報】 ・Mさんは大学卒業後、大学院に進学。大学院を修了後は母校の研究室で実験助手を行っていた。27歳から製薬会社研究所に勤務している。 【類4：認知のアセスメント】 ・知的水準は一定程度保持しており、思考能力・理解力・判断力は高いと考えられる。 【類5：コミュニケーションの関連情報】 ・他者との言語的コミュニケーションは、家族（両親）・友人・同病者とのやりとりに関する情報などから良好にとれていることがわかる。 【類5：コミュニケーションのアセスメント】 ・他者との意思疎通は良好である。
アセスメントのまとめ	

注意、見当識、感覚／知覚は正常である。知的水準は一定程度保持しており、思考能力・理解力・判断力は高いと考えられ、また他者との意思疎通は良好である。

した。これら6つの類のアセスメントをまとめて、領域11：安全／防御のアセスメントをしました。

表14 Mさんの領域11：安全／防御のアセスメント

	関連情報の抜粋とアセスメント
類1：感染 類2：身体損傷 類3：暴力 類4：危険環境 類5：防御機能 類6：体温調節	【類1：感染の関連情報】 ・現在、慢性腎不全のために血液透析を行っており、内シャント術を施行している。 ・薬物療法および食事療法も行っている。 【類1：感染のアセスメント】 ・内シャント術を施行しており、また血液透析・薬物療法・食事療法中であることから、感染のリスクがある。 【類2：身体損傷の関連情報】 ・上記と同様の情報が判断材料となる。慢性腎不全のために血液透析中であり、全身浮腫が起こりやすく、そのために皮膚に損傷を起こしやすい。 【類2：身体損傷のアセスメント】 ・全身に浮腫を起こしやすく、身体損傷のリスクがある。 【類3：暴力の関連情報】 ・自己や他者へ暴力を起こすような情報は見当たらない。 【類3：暴力のアセスメント】 ・暴力を起こす可能性はない。 【類4：危険環境の関連情報】 ・現在、週2回外来通院にて血液透析中である。社会人としての生活を過ごしている。通常の日々は医療者の管理下にはない。 【類4：危険環境のアセスメント】 ・現在は社会人として外来通院にて血液透析中で内シャント術も施行しており、医療者管理下にはない通常の社会人としての日々は危険環境が存在している。 【類5：防御機能の関連情報】 ・慢性腎不全で血液透析が必要な病態であることを示す情報、食事療法、薬物療法中でもあることを示す情報、免疫機能低下の危険性に関連する情報を見る。 【類5：防御機能のアセスメント】 ・慢性腎不全で血液透析が必要な病態であり、食事療法、薬物療法中でもあり、免疫機能低下の危険性がある。 【類6：体温調節の関連情報】 ・体温調節が異常であることを示すような情報は見られない。 【類6：体温調節のアセスメント】 ・体温調節は正常である。

アセスメントのまとめ
　内シャント術が施行され、血液透析・薬物療法・食事療法中であり、全身に浮腫を起こしやすく、感染および身体損傷のリスク、さらに免疫機能低下の危険性がある。現在は社会人として外来通院にて血液透析中で内シャント術も施行しており、医療者管理下にはない通常の社会人としての日々は環境的危険が存在している。

分析的なアセスメント

以上の5つの領域は身体的な側面でした。

それでは、身体的な側面以外の領域を見ていきましょう。

領域1：ヘルスプロモーション

領域1：ヘルスプロモーションは、人の行動的な側面です。

類は2つあります。類1：健康自覚と類2：健康管理です。

類1：健康自覚では、Mさんが自分の健康状態をどのように受けとめているのかを考えるための情報をアセスメントします。

類2：健康管理では、Mさんが、どのように自らの体調が良好であるように、どのような健康管理を行っているのかを考えるための情報をアセスメントします。

この2つの類は分けがたく、密接に関連しています。一緒に考えたほうがわかりやすいので、関連情報は一緒に抜粋しました。 表15 に、領域1のMさんの関連情報を抜粋し、アセスメントをしました。

領域6：自己知覚

次に、人の心理的な側面である領域6：自己知覚を取り上げます。

領域6：自己知覚は、類が3つあります。類1：自己概念、類2：自己尊重、類3：ボディイメージです。

自己概念は"自分のすべて"に対する受けとめです。Mさんは「自分はどんな人であるのか」「どんな人物であるのか」について、どのように受けとめているのでしょうか。このようなことに対する関連情報を抜粋し、アセスメントをします。

ボディイメージは、自分の体に対する受けとめや精神的なイメージを指すので、自己概念の一部分として考えることができると思います。

自己尊重についても自己概念と重複する部分があります。

「自分はどんな人であるのか」「どんな人物であるのか」の例として、"私はスポーツが万能で人からもスポーツができる人間と思われているから能力が評価されている、そういう自分はすごい"と考えているような場合があるかと思います。

その一方で、スポーツが万能であることに価値を置いていないような場合、自己尊重は高くはなりません。

このように、これら3つの類は、重複している部分があります。そのため、関連情報は分けずに一緒にして考えます。 表16 に、領域6のMさんの関連情報を抜粋し、アセスメントをしました。

領域7：役割関係

人の社会的な側面である領域7：役割関係は、類が3つあります。類1：介護役割、類2：家族関係、類3：役割遂行です。

類1：介護役割は、その患者さんの介護を担っている人の介護役割をアセスメントしたり、介護が負担になっているのかどうかの状況に関する関連情報をアセスメントします。

Mさんの場合は日常生活は自立してお

り、社会生活も自立しています。

　母親が食事療法の支援を行っていますが、これは介護役割となるほど負担がかかっているとは思われません。したがって、類1：介護役割については、Mさんの場合は該当しません。

　類2：家族関係は、家族との関係の質的な側面をアセスメントします。Mさんは両親とどのような関係にあるのか、関係は良好であるのか、Mさんは両親に支援を受けているのか、家族全員の関係性、さらにお互いに支え合っているのか、お互いに情緒的に結びついているのかなどをアセスメントします。

　類3：役割遂行は、Mさんの社会（会社）における役割の遂行状態や家庭における役割の遂行状態をアセスメントします。

　表17に、領域7：役割関係の関連情報の抜粋とアセスメントを示しました。

領域8：セクシュアリティ

　次は、人の統合的な側面である領域8：セクシュアリティです。

　領域8：セクシュアリティは、類が3つあります。類1：性同一性、類2：性的機能、類3：生殖（再生産）です。

　類1：性同一性は、特定の文化社会のもとで、その人が男性である、もしくは女性であることをどのように受けとめているのかということをアセスメントします。

　類2：性的機能は、その人の生物学的な性の状態をアセスメントします。性的機能が疾患などによって障害を受けている場合は、その状態をアセスメントします。

　類3：生殖（再生産）は、生殖機能のアセスメントをします。

　表18に、領域8：セクシュアリティの関連情報の抜粋とアセスメントを示しました。

Step 2　分析的なアセスメント

分析的なアセスメント

表15 Mさんの領域1：ヘルスプロモーションのアセスメント

	関連情報の抜粋とアセスメント
類1：健康自覚 類2：健康管理	**【類1：健康自覚および類2：健康管理の関連情報】** 客観的に過去から現在に至る病気の軌跡より ・現時点の健康自覚や健康管理を考えるために重要であるので、類1にも、類2にも関係する情報として抜粋した。 ・幼少時：病弱で、扁桃腺炎で発熱することが何度かあった。 ・18歳（大学1年）：扁桃腺炎をこじらせて何日も発熱が続き、強い悪心、倦怠感のため食事が食べられず、近医に入院した。大学受験で無理な生活を続けたせいかと考えていたが、検査の結果、慢性糸球体腎炎と診断された。タンパク尿以外は特に症状がなかったため、定期的に尿検査、腎機能検査を受けるようにと言われただけで特に治療はしなかった。医師からは、「長い経過の病気なので気長に大事につきあうこと」と説明され、激しいスポーツは禁じられた。 ・21歳：定期受診時には血圧上昇を指摘され、治療目的で入院することとなった。疲労感などの自覚症状はなかったが、血圧180mmHg/110mmHg程度の高血圧が続き、腎炎による若年性高血圧症として降圧薬の内服を開始した。また、減塩食7gについては、母親とともに栄養士から指導を受けた。 ・24歳：GFR（糸球体濾過値）100mL/分、RFP（腎血漿流量）500mL/分と低下し、精密検査のため入院する。腎RI、腎生検などの結果、腎機能の低下が進行しており、免疫療法などの治療を行ったが、特に著しい効果はみられなかった。食事療法は、タンパク質50g、総カロリー1900kcal、食塩5gとなった。 ・27歳7月ごろより：悪心が出現、食欲低下し疲れやすくなった。血液検査では血清クレアチニン4.0mg/dL、BUN48mg/dLと上昇し、医師からは慢性腎不全状態と告げられた。医師は、両親とMさんに対して病気のこと、透析のこと、生活のことなどを説明し、尿毒症症状が出現しないうちに血液透析をすることで仕事を続けることが可能であることを話した。Mさんは医師と両親と何度か話し合った結果、血液透析を受けることを決意した。食事は、タンパク質30g、総カロリー2200kcal、食塩3gの慢性腎不全食に変更となり、Mさん自身が栄養士に食事のチェックをしてもらい、実際に調理指導を受けた。栄養士の評価は、「母親管理のもとでの食事はだいたい守られているが、Mさんが調理できるようになるには再三指導が必要」とのことだった。月に2回の血液検査を受けていたが、来院時には透析室を見学していくこともあった。 ・28歳の春：血清クレアチニン8.0mg/dLとなり、内シャント造設術を施行。その後4回に分けて血液透析導入患者を対象とした集団教育を受けた。その間母親は腎移植を強く希望し、組織適合検査をしたが、HLA抗体が一致せず断念した。 ・28歳の8月：血清クレアチニン13.8mg/dLに上昇し、ヘマトクリット値18%に低下し、食事が食べられなくなり血液透析を開始した。食事は、タンパク質60g、総カロリー2000kcal、食塩3g、水分800mL、カリウム制限となった。 病気の受けとめより ・はじめに腎炎と診断されたときには、こんなに大変な病気とは思わなかったんです。症状もなかったから、ぴんとこなかった。もともと病気がちだったから外で遊ぶことも少なくて、スポーツはまったく苦手なんです。夜は早く寝るほうだったし、いつ体調を崩すかわからないから勉強はこつこつやる癖ができてたんですよ。 ・血圧の薬を飲むようになったときなんかも、なんか年寄りの病気みたいで嫌だな

と思ったけど……。
- そんなわけで一応覚悟はできているんだけど、やっぱり透析やってみたら体が慣れないせいか、気分が悪くて、頭はズキズキするし、めまいはするし、大丈夫かなあ、それに機械につながれているという感覚が嫌だなあ。

日常生活より

平日

7時：起床
7時30分：朝食（減塩パン、ジャム類、ジュースなど）
8時30分：出勤（自家用車で20分）
9時～17時：勤務はほとんどがデスクワーク（部下の事務員が1人）
- 透析：約4時間（16～20時）。透析が開始された後は、週2回15時で早退。近いうちにフレックスタイム制度導入予定。
- 週休2日制であるが、Mさんは隔週で土曜日勤務。
- 昼食は弁当持参（母親が調理）。食事療法に慣れたら食品交換を考えて外食に切り替えていく予定である。

18時30分～19時：夕食（最近は油料理が増えている。減塩には慣れているがカロリーを摂取するのに甘い味付けやおやつが多く、やや苦手である）
　　　　　　　　＊透析日は病院で食べる。
20時～23時：入浴ほか（入浴はぬるめの湯を好む、テレビを見たり落語を聞く、ときどき仕事を自宅でする）
23時～23時30分：就寝

休日
- 休日は読書、テレビを見て過ごすことが多い。ときどき日帰りでドライブに出かけるが、いずれ宿泊旅行をしたいと考えている。

その他
- 喫煙はしない。
- アルコールもビール1杯程度。
- 職場のつきあいで飲みに出かけることも多いが、最近カラオケに行くのが楽しみになっている。
- 排便は規則的に毎日ある。

医師の治療方針より
- 食事療法とともに薬物療法で血液透析を合併症なく継続し、社会生活を維持する。
- 将来的に腎移植も検討する。
- 現在内服中の薬物（省略）。

【類1：健康自覚のアセスメント】
- 血液透析、食事療法、薬物療法を行わないと安寧な健康状態を維持することはできないと受けとめている。

【類2：健康管理のアセスメント】
- 医師に指示されている血液透析、食事療法、薬物療法については、食事療法は母親のサポートを得て実施、それ以外はMさん自身が社会生活を過ごしながら実施できている。

アセスメントのまとめ
　血液透析、食事療法、薬物療法を行わないと安寧な健康状態を維持することはできないと受けとめており、医師に指示されている血液透析、食事療法、薬物療法については、食事療法は母親のサポートを得て実施、それ以外はMさん自身が社会生活を過ごしながら実施できている。

表16 Mさんの領域6：自己知覚のアセスメント

	関連情報の抜粋とアセスメント
類1：自己概念 類2：自己尊重 類3：ボディイメージ	**【類1：自己概念、類2：自己尊重、類3：ボディイメージの関連情報】** **プロフィールより** ・Mさん、現在の年齢は28歳、男性。身長は175cmで体重は62kg（現在）。 **病気の経過より** ・幼少時より病弱で（小さいころより病弱な自分）、扁桃腺炎で発熱することが何度かあった。 **病気の受けとめより** ・はじめに腎炎と診断されたときには、こんなに大変な病気とは思わなかったんです（大変な病気にかかっている自分）。症状もなかったから、ぴんとこなかった。もともと病気がちだったから（もともと病気がちな自分）外で遊ぶことも少なくて、スポーツはまったく苦手なんです（スポーツが苦手な自分）。夜は早く寝るほうだったし、いつ体調を崩すかわかんないから勉強はこつこつやる癖ができてたんですよ。ても大学に入ったころは、夜のつきあい悪いとか、優等生とか見られるのが嫌で（優等生には見られたくない自分）、結構つくろってたこともあったなあ。 ・血圧の薬を飲むようになったときなんかも、なんか年寄りの病気みたいで嫌だなと思ったけど（年寄りの病気にかかっている自分）、朝1回飲むだけだから友だちに知られることもないしね（薬を飲んでいることを友人に知られたくない自分）。学生だから病院行くのも困らなかった。 ・自分の人生考えないようにしてたし、体にはぜんぜん自信がなかったから（体には自身がない自分）。そのとき、おやじが、「親はいつでも元気でいると思うな」って言って、その一言はこたえました。甘えていたんだなと思い知らされて（親に甘えていた自分）。 ・そんなわけで一応覚悟はできているんだけど、やっぱり透析やってみたら体が慣れないせいか、気分が悪くて、頭はズキズキするし、めまいはするし、大丈夫かなあ（透析に体が慣れない自分）、それに機械につながれているという感覚が嫌だなあ（機械につながれている自分）。自分が機械人間になったみたいで、機械なしじゃ生きてられないなんて情けないですね（機械人間の自分。機械なしじゃ生きられない自分）。障害者手帳も1級になって、障害者って言葉、なんか感じ悪いイメージですよね（障害者である自分）。本物の機械人間なら、おなかをパカっと開けて新しい腎臓と取り替えられるのに、おふくろが移植するって騒いだときに、人のモノもらってまで生きるなんて（人のモノをもらって生きなくてはいけない自分）、嫌な気分だったけど、複雑ですよ、これからが大変なんだなあというのが実感です。 以上の情報から、視点を下記の類に即して、類の視点からアセスメントする。 **【類1：自己概念のアセスメント】** ・小さいころから病弱な自分であり、今日に至る病気の経緯から血液透析をしなくては生きていけない自分を本来的な自分として受けとめている。しかし、障害者の自分、機械なしでは生きられない自分、人のモノをもらわないと生きていけない自分、と悲観的にとらえている部分もある。社会人として親に甘えてはならないと思っており、今の社会人としての自分を肩身の狭い自分ではないと受けとめ、将来のある自分とも受けとめている。

【類2：自己尊重のアセスメント】
・優等生と周囲から見られるのが嫌であり、病気についても近しい人には話をして理解してもらっており、病気であることが自己尊重の低下にはなっていないと推測できる。

【類3：ボディイメージのアセスメント】
・自分は小さいころから病弱であり、体にはまったく自信はない。現在血液透析を一生続けていかなくてはならない体であり、今は透析にも慣れず体が不快な体験もしており、否定的なボディイメージであると推測できる。

アセスメントのまとめ

　小さいころから病弱な自分であり体にはまったく自信はなかった。今日に至る病気の経緯から血液透析をしなくては生きていけない自分を本来的な自分として受けとめている。しかし、透析を一生続けていかなくてはならない体であり、今は透析にも慣れず体が不快な体験もしており、否定的なボディイメージであると推測できる。障害者の自分、機械なしでは生きられない自分、人のモノをもらわないと生きていけない自分と悲観的にとらえている部分もあるが、病気についても近しい人には話をして理解してもらっており、病気であることが自己尊重の低下にはなっていないと推測できる。

　社会人として親に甘えてはならないと思っており、今の社会人としての自分を肩身の狭い自分ではないと受けとめ、将来のある自分とも受けとめている。

表17　Mさんの領域7：役割関係のアセスメント

	関連情報の抜粋とアセスメント
類1：介護役割 類2：家族関係 類3：役割遂行	【類1：介護役割】 ・Mさんの場合は現時点では該当しない。 【類2：家族関係の関連情報】 ・Mさんの家族関係をアセスメントするために関連情報を抜粋し、アセスメントする **プロフィールより** ・28歳男性。薬学部大学院卒業後、母校の研究室で実験助手をしていたが、27歳のときに教授の勧めで製薬会社研究所に勤務する。 ・独身で父親は58歳（公務員）、母親は54歳（主婦）の3人暮らし。 **母親や父親との関係性が推測できる情報の抜粋** ・21歳：減塩食7gについては、母親とともに栄養士から指導を受けた（→母親はMさん1人で指導を受けさせるのではなく、一緒に指導を受けている）。卒業後の進路を考える時期だったが、定期受診を続けなければならず、また1人で食事療法を続ける自信がもてず、母親も就職には強く反対したため大学院に進学した（→母親はMさんの就職を強く反対している。おそらく、Mさんの体のことを思って反対したと思われる。Mさんへの気遣いが推測できる）。 ・27歳：Mさんは医師と両親と何度か話し合った結果（→両親は医師の説明に同席し話し合っている）、血液透析を受けることを決意した。 ・Mさん自身が栄養士に食事のチェックをしてもらい、実際に調理指導を受けた。栄養士の評価は、「母親管理のもとでの食事はだいたい守られているが（→母親が食事療法を支援していることが推測できる）、Mさんが調理できるようになるには再三指導が必要」とのことだった。

分析的なアセスメント

（表17のつづき）

その間、母親は腎移植を強く希望し（→母親のＭさんへの強い思いが出ている）、組織適合検査をしたが、HLA抗体が一致せず断念した。

病気の受けとめより

- やっぱりいろいろあったからね。食事療法を始めたときには、つらくて、つらくて、なんでこんながまんしなきゃいけないんだとイライラしておふくろに当たったりもしたんだけど。そうするとおふくろは、「こんな病気の子に生んだのは私のせいだ」って泣くもんだから家中泥沼に沈んじゃう。おふくろは必死で減塩食つくって自分も塩断ちして。だから病気のことは考えないようにするしかないと、あきらめました（→一時は母親に当たったりしたらしいが、今はそういうことはなくなったようだ）。
- 自分の人生考えないようにしていたし、体にはぜんぜん自信がなかったから。そのとき、おやじが、「親はいつでも元気でいると思うな」って言って、その一言はこたえました。甘えていたんだなと思い知らされました（→親に甘えていたことを思い知らされた）。職場はまだ入ったばかりだから緊張の日々ですよ。

【類２：家族関係のアセスメント】

- 両親とは良好な関係であるが、28歳の男性としては自立しておらず食事療法は母親に依存している。

【類３：役割遂行の関連情報】

Ｍさんの役割遂行をアセスメントするために関連情報を抜粋し、役割期待との関係も考えながらアセスメントする。

- 21歳：減塩食7ｇについては、母親とともに栄養士から指導を受けた。卒業後の進路を考える時期だったが、定期受診を続けなければならず、また１人で食事療法を続ける自信がもてず、母親も就職には強く反対したため大学院に進学した。
- 24歳：就職について医師に相談したが、「できるだけ座ってできる残業のない仕事を探すように」と言われた。そのまま大学に残り、パートタイムで日中だけの手伝いとして研究室の実験助手として勤めることになった。
- 27歳：教授の勧めで製薬会社研究所に勤務する。研究所長が大学の先輩で、病気のことを了解したうえで採用された。仕事の内容は、主に実験に必要な物品の請求と管理だったので、大学で実験をしているときより体は楽になった。
- 27歳7月ごろ：医師からは慢性腎不全状態と告げられた。医師は、両親とＭさんに対して病気のこと、透析のこと、生活のことなどを説明し、尿毒症症状が出現しないうちに血液透析をすることで仕事を続けることが可能であることを話した（→血液透析をすることで仕事を続けることができるという説明を受けている）。

病気の受けとめより

- ただ、実験が増えてからは担当の教授には相談して、特に卒業研究のときには、ずいぶん考慮してもらって。そのうえ就職まで世話してもらって本当に感謝しているんです。
大学に残ったから環境はあまり変わらなかったし、親のすねかじりしている奴も結構いたからあまりみじめにならなかった。でも、就職を紹介されたときには、ずいぶん迷いましたね。
- 自分の人生考えないようにしてたし、体にはぜんぜん自信がなかったから。そのとき、おやじが、「親はいつでも元気でいると思うな」って言って、その一言はこたえました。甘えていたんだなと思い知らされました。職場はまだ入ったばかりだから緊張の日々ですよ。でも、安い給料だけど一応社会人になったんだと、少しは肩身の狭い思いも薄らいできたし、所長が事情を知っているから時間的に

も考えてくれているのでがんばれるかなあと思います。職場の人にも話さないわけにいかなくて伝えてあるみたいですけど……。

日常生活より

平日
7時：起床
7時30分：朝食（減塩パン、ジャム類、ジュースなど）
8時30分：出勤（自家用車で20分）
9時〜17時：勤務はほとんどがデスクワーク（部下の事務員が1人）
- 透析：約4時間（16〜20時）。透析が開始された後は、週2回15時で早退。近いうちにフレックスタイム制度導入予定。
- 週休2日制であるが、Mさんは隔週で土曜日勤務。
- 昼食は弁当持参（母親が調理）。食事療法に慣れたら食品交換し外食に切り替えていく予定である。

18時30分〜19時：夕食（最近は油料理が増えている。減塩には慣れているがカロリーを摂取するのに甘い味付けやおやつが多く、やや苦手である）＊透析日は病院で食べる。
20時〜23時：入浴ほか（入浴はぬるめの湯を好む、テレビを見たり落語を聞く、ときどき仕事を自宅てする）
23時〜23時30分：就寝

休日
- 休日は読書、テレビを見て過ごすことが多い。ときどき日帰りでドライブに出かけるが、いずれ宿泊旅行をしたいと考えている。

その他
- 喫煙はしない
- アルコールもビール1杯程度
- 職場のつきあいで飲みに出かけることも多いが、最近カラオケに行くのが楽しみになっている
- 排便は規則的に毎日ある

医師の治療方針より
- 食事療法とともに薬物療法で血液透析を合併症なく継続し、社会生活を維持する
- 将来的に腎移植も検討する
- 現在内服中の薬物（省略）

【類3：役割遂行のアセスメント】
- 血液透析を受けながら、また食事療法と薬物療法を実施し病者役割をはたしながら、周囲からの役割期待に応え一社会人としての製薬会社において役割遂行をはたしている。

アセスメントのまとめ

両親とは良好な関係であるが、28歳の男性としては自立しておらず食事療法は母親に依存している。

血液透析を受けながら、また食事療法と薬物療法を実施し病者役割もはたしながら、周囲からの役割期待に応え一社会人としての製薬会社において役割遂行をはたしている。

分析的なアセスメント

表18 Mさんの領域8：セクシュアリティのアセスメント

	関連情報の抜粋とアセスメント
類1：性同一性 類2：性的機能 類3：生殖（再生産）	・Mさんの場合、性・生殖器系の疾患はない。男性として正常な発達を遂げていると考えられる。

アセスメントのまとめ
　性的機能は正常であり、28歳男性としての男性性を保持している。

領域9：コーピング／ストレス耐性

　領域9：コーピング／ストレス耐性は、人の行動的な側面を示します。

　類は3つあり、類1：身体的／心的外傷後反応、類2：コーピング反応、類3：神経行動ストレスです。

　類1：身体的／心的外傷後反応は、その人が身体的な外傷あるいは心的な外傷を体験している場合に、その状態をアセスメントします。Mさんの場合、身体的な外傷および心的な外傷を体験していないために該当しません。

　類2：コーピング反応は、心理的ストレス－認知的評価－コーピング－適応的な結果を説いているR.ラザルスとS.フォルクマンの理論（文献、注3）を基礎にとらえて考えます。

　現在の状況をどのように受けとめているのか（認知的評価の1次評価）、また、どう乗り越えようとしているのか、コーピングの選択肢の評価（認知的評価の2次評価）、さらに、コーピング、さらに、適応的な結果に関連する情報を抜粋しアセスメントします。

　また現在、不安や悲嘆などがある場合は、関連情報を抜粋しアセスメントします。Mさんの場合は、現在血液透析療法を週に2回外来で受けながら社会生活を過ごしているために心理的なストレス、つまり、重荷や負担があるように推測できます。

　そのような状況をどのように受けとめているのかについて考えることも、Mさんの場合は大切です。

　さらに、Mさんはその状況をどう乗り越えようとしているのか、そして、コーピング、さらに、適応的な結果も考えることが大切です。

　類3：神経行動ストレスは、その人が脳神経系疾患に罹患している場合、その疾患の反応として表れている行動をアセスメントします。Mさんの場合は、脳神経系疾患に罹患していませんので該当しません。

　表19 に、領域9：コーピング／ストレス耐性の関連情報の抜粋とアセスメントを示しました。

文献：リチャード・S・ラザルス，スーザン・フォルクマン著，本明寛，春木豊，織田正美監訳：ストレスの心理学　認知的評価と対処の研究．実務教育出版，1999．
注3：心理的ストレス、認知的評価、対処、適応的結果から成り立つ円環モデルが解説されている。

表19　Mさんの領域9：コーピング／ストレス耐性のアセスメント

	関連情報の抜粋とアセスメント
類1：身体的／心的外傷後反応 類2：コーピング反応 類3：神経行動ストレス	【類1：身体的／心的外傷後反応】 ・Mさんの場合、身体的な外傷および心的な外傷を体験していないために該当しない。 【類3：神経行動ストレス】 ・Mさんの場合、脳・神経系に障害はないために該当しない。 【類2：コーピング反応の関連情報】 <u>プロフィールおよび日常生活より</u> ・現在Mさんは、28歳であり、慢性腎不全と診断されている。血液透析を2回／週、4時間受けている。薬物療法と食事療法も行っている。 ・薬学部大学院卒業後、母校の研究室で実験助手をしていたが、27歳の時に教授の勧めで製薬会社研究所に勤務する。独身で、父親（58歳、公務員）、母親（54歳、主婦）との3人暮らしである。 <u>Mさんは、現在の状況をどのように受けとめているのか（認知的評価の1次評価）、また、どう乗り越えようとしているのか、コーピングの選択肢の評価（認知的評価の2次評価）、さらに、適応的な結果に関連する情報を抜粋。</u> ・やっぱりいろいろあったからね。食事療法を始めたときには、つらくて、つらくて、なんでこんながまんしなきゃいけないんだとイライラして（→Mさんは、食事療法を開始したときはつらく、がまんするのが嫌でイライラもしていたらしいことがわかる）。おふくろに当たったりもしたんだけど（→おふくろに当たる、というのは、1つのコーピングだと考えられる）。そうするとおふくろは、「こんな病気の子に生んだのは私のせいだ」って泣くもんだから家中泥沼に沈んじゃう（→これはおふくろに当たったという情動中心コーピングの適応的な結果（否定的）である＝結果、家の中が暗くなってしまった）。おふくろは必死で減塩食つくって自分も塩断ちして（→これはおふくろに当たったというコーピングの適応的な結果（否定的）である＝結果、母親も塩断ちしてしまった）。だから、病気のことは考えないようにするしかないとあきらめていました（→病気のことは考えないようにする、あきらめるという情動中心コーピングの1つである）。 ・先のこと考え出すと真っ暗だし（→これは、1次評価が再度めぐってきているために、再評価である）。こっそりラーメンの汁飲んだり（→情動中心コーピングの1つ）、薬飲まなかったりささやかな反抗してみたけど（→情動中心コーピングの1つ）、すぐむくんだりする（→適応的な結果、否定的な身体反応である）からどうしようもない。 ・大学に残ったから環境はあまり変わらなかったし、親のすねかじりしている奴も結構いたからあまりみじめにならなかったんだけど。でも、就職を紹介されたときには、<u>ずいぶん迷いましたね</u>（→将来のことをどうしようかと悩んでいることがわかる）。 ・自分の人生考えないようにしてたし（→自分の人生を考えない、これは情動中心コーピングの1つ）、体にはぜんぜん自信がなかったから。そのとき、おやじ

分析的なアセスメント

（表19のつづき）

が、「親はいつまでも元気でいられると思うな」って言って、その一言はこたえたですよ。甘えていたんだなと思い知らされました（→自分は親に甘えていたと感じる）。職場はまだ入ったばかりだから緊張の日々ですよ（→毎日緊張しているようだ）。でも、安い給料だけど一応社会人になったんだと少しは肩身の狭い思いが薄らいできたし、所長が事情を知っているから時間的にも考えてくれているのでがんばれるかなあと思います（→所長が事情を知ってくれている、時間的にも考えてくれている、問題中心コーピング）。職場の人にも話さないわけに行かなくて伝えてあるみたいですけど……（→職場の人が所長が事情を聞いて知っていてくれている、問題中心コーピング）。

・腎不全で透析と言われたときは、きたるべきときが来たとショックでしたが（→ショックだった）、そんな思いをしていた後だったので案外早く気持ちが決まったんです。透析中の患者さんからその体験談を聞く機会もあって（→同じ病気の人から情報を得る、問題中心コーピング）、むしろ透析することで体調がよくなり元気で仕事ができる。うまくやれば嫁さんももらえるよ、将来に希望をもたなきゃって話してくれたんです。

・そんなわけでいちおう覚悟はできているんだけど、やっぱり透析やってみたら体が慣れないせいか、気分が悪くて、頭はズキズキするし、めまいはするし、大丈夫かなあ（→身体反応に大丈夫かなあ、と受けとめている＝認知的評価、1次評価）、それに機械につながれているという感覚が嫌ですね（→機械につながれているという感覚が嫌＝認知的評価、1次評価）。自分が機械人間になったみたいで、機械なしじゃ生きてられないなんて情けないですね（→機械なしじゃ生きていけないなんて情けない＝認知的評価、1次評価）。障害者手帳も1級になって、障害者って言葉、なんか感じ悪いイメージですよね（→障害者というのが悪いイメージだ＝認知的評価、1次評価）。本物の機械人間なら、おなかをパカッと開けて新しい腎臓と取り替えられるのに、おふくろが移植するって騒いだときに、人のモノもらってまで生きるなんてと、嫌な気分だったけど、複雑ですよ、これからが大変なんだなあ（→これからが大変だ＝認知的評価、1次評価）というのが実感です。

【類2：コーピング反応のアセスメント】
・慢性腎不全で血液透析、薬物療法、食事療法を一生継続しなければ悪化する状況に置かれ、また、予後も含めて脅威認知をし、不安が強い状況にあると推測される。
・かつては母親への反抗や甘え、療養法への反抗などもあった。現在は同病者からの情報を得たり、また、一社会人としての生活維持などのコーピングによって、適応的な結果が得られていると考えられる。

アセスメントのまとめ

慢性腎不全で血液透析、薬物療法、食事療法を一生涯継続しなければ悪化する状況に置かれ、また、予後も含めて脅威認知をし、不安が強い状況にあると推測される。かつては母親への反抗や甘え、療養法への反抗などもあった。現在は同病者からの情報を得たり、また、一社会人としての生活維持などのコーピングによって、適応的な結果が得られていると考えられる。

領域10：生活原理

次は、人の統合的な側面である領域10：生活原理です。

領域10：生活原理は類が3つあります。類1：価値観、類2：信念、類3：価値観／信念／行動の一致です。類1：価値観と類2：信念は、その人の行動の原理となっている部分なので一緒に考えます。

その人はどのような価値観や信念をもって生きているのだろうか、その人は特定の宗教などを信じ、その宗教の教義に基づいて行動しているのだろうかなどをとらえます。

Mさんの場合はどうでしょうか。Mさんはどのような価値観や信念をもっているのでしょうか。

関連情報としては、価値観や信念についての直接的な情報はなくても、価値観や信念を推測できるような情報を見ていくことにします。そのうえでそれらの情報から、類1：価値観、類2：信念をアセスメントします。

類3：価値観／信念／行動の一致は、その人がもっている価値観や信念と、実際に行っている行動は、一致しているのか、それとも、疾患に関係する事情やその他のいろいろな事情で価値観や信念を貫くような行動がとれていないような場合もあります。これらの関連情報をとらえて、アセスメントします。

表20 に、領域10：生活原理の関連情報の抜粋とアセスメントを示しました。

領域12：安楽

次は、人の統合的な側面である領域12：安楽に移ります。安楽という概念は心身を内包しています。

領域12：安楽は、類が3つあります。類1：身体的安楽、類2：環境的安楽、類3：社会的安楽です。

類1：身体的安楽は、身体的な不快がないか、痛みなどはないか、どのような不快であるのか、どのような痛みであるのか、鎮痛薬などで痛みがコントロールされている場合はどのような状態であるのか、このようなことに関連した情報を抜粋しアセスメントします。

Mさんの場合は、現在血液透析療法を受けていることに伴って、どのような身体的不快があるのかについて関連した情報を抜粋しアセスメントします。

類2：環境的安楽は、その人が現在置かれている環境がその人にとって安息の環境であるのか、あるいは安息を妨げる環境であるのかどうかに関連した情報を抜粋しアセスメントします。

Mさんの場合は、現在は家族とともに3人暮らしをして、会社に勤めています。週2回は、血液透析療法を受けるために病院へ通っています。Mさんにとってこのような環境はどうであるのかをアセスメントします。

類3：社会的安楽は、その人の社会的相互作用の状況に関連する情報から、その人は社会的に安息な状況であるのかどうかをアセスメントします。

分析的なアセスメント

表20 Mさんの領域10：生活原理のアセスメント

	関連情報の抜粋とアセスメント
類1：価値観 類2：信念 類3：価値観／信念／行動の一致	【類1：価値観および類2：信念の関連情報】 （類1と類2は、一緒に考える） ・Mさん、年齢は28歳、男性。現在、慢性腎不全と診断されている。 ・薬学部大学院卒業後、母校の研究室で実験助手をしていたが、27歳のときに教授の勧めで製薬会社研究所に勤務する。 ・独身で、父親（58歳、公務員）、母親（54歳、主婦）との3人暮らしである。 ・幼少期より病弱であり、激しいスポーツなどは避けて規則正しく生活してきた。 <u>病気の受けとめより</u> ・自分の人生考えないようにしてたし、体にはぜんぜん自信がなかったから。そのとき、おやじが、「親はいつでも元気でいられると思うな」って言って、その一言はこたえました。甘えてたんだなと思い知らされました。職場はまだ入ったばかりだから緊張の日々ですよ。でも、安い給料だけど一応社会人になったんだと少しは肩身の狭い思いが薄らいできたし、所長が事情を知っているから時間的にも考えてくれているのでがんばれるかなあと思います。職場の人にも話さないわけにいかなくて伝えてあるみたいですけど……。 ・腎不全で透析と言われたときは、きたるべきときがきたとショックでしたが、そんな思いをしていた後だったので案外早く気持ちが決まったんです。透析中の患者さんからその体験談を聞く機会もあって、むしろ透析することで体調がよくなり元気で仕事ができる。うまくやれば嫁さんももらえるよ、将来に希望をもたなきゃって話してくれたんです。 ・そんなわけでいちおう覚悟はできているんだけど、やっぱり透析やってみたら体が慣れないせいか、気分が悪くて、頭はズキズキするし、めまいはするし、大丈夫かなあ、それに機械につながれているという感覚が嫌ですね。自分が機械人間になったみたいで、機械なしじゃ生きてられないなんて情けないですね。障害者手帳も1級になって、障害者って言葉、なんか感じ悪いイメージですよね。本物の機械人間なら、おなかをパカっと開けて新しい腎臓と取り替えられるのに、おふくろが移植するって騒いだときに、人のモノもらってまで生きるなんてと、嫌な気分だったけど、複雑ですよ、これからが大変なんだなあというのが実感です。 【類1：価値観および類2：信念のアセスメント】 ・慢性腎不全で血液透析、薬物療法、食事療法を継続しながらも、28歳男性として両親とともに一社会人として生きていこうとしている。 【類3：価値観／信念／行動の一致の関連情報】 ・ここの関連情報は、今まで見てきた内容と変わらないので割愛する。 【類3：価値観／信念／行動の一致のアセスメント】 ・病態が悪化した場合、価値や信念を貫いて生きていることが困難であると推測できる。

アセスメントのまとめ

　慢性腎不全で血液透析、薬物療法、食事療法を継続しながらも、28歳男性として両親とともに一社会人として生きて行こうとしている。しかし、病態が悪化した場合、価値観や信念を貫いて生きていることが困難であると推測できる。

家族との関係は、領域 7 ：役割関係の類 2 ：家族関係でアセスメントしていますので、ここでは会社の人々や友人などといった人々との社会的相互作用に関連する情報からアセスメントします。

Mさんの場合は、現在血液透析療法を受けてはいますが、外来へ通院しています。通常は会社へ勤務し、会社の人々との社会的相互関係があります。

表21 に、領域12：安楽の関連情報の抜粋とアセスメントを示しました。

領域13：成長／発達

最後に、人の統合的な側面である領域13：成長／発達をみてみましょう。

領域13：成長／発達は、類が2つあります。類1：成長、類2：発達です。

類1：成長は、その人の身体的な成長が正常であるかどうかに関連する情報からアセスメントします。

類2：発達は、その人の発達をエリクソン

表21 Mさんの領域12：安楽のアセスメント

	関連情報の抜粋とアセスメント
類1：身体的安楽 類2：環境的安楽 類3：社会的安楽	【類1：身体的安楽の関連情報】 病気の受けとめより ・透析やってみたら体が慣れないせいか、気分が悪くて、頭はズキズキするし、めまいはするし、大丈夫かなあ、それに機械につながれているという感覚が嫌だ。 ・現在の日常生活に関する関連情報は今まで取り上げてきた内容と同じであり、食事療法、薬物療法、血液透析療法を継続させながら、会社勤務をしている。 【類1：身体的安楽のアセスメント】 ・身体的な安楽は得られているが、透析の副作用が今後生じ、身体的な安楽が維持されない可能性もある。 【類2：環境的安楽の関連情報】 ・現在の日常生活に関する関連情報は今まで取り上げてきた内容と同じであり、食事療法、薬物療法、血液透析療法を継続させながら、会社勤務をしている。 【類2：環境的安楽のアセスメント】 ・環境的な安楽は得られている。 【類3：社会的安楽の関連情報】 ・現在の日常生活に関する関連情報は今まで取り上げてきた内容と同じであり、食事療法、薬物療法、血液透析療法を継続させながら、会社勤務をしている。 【類3：社会的安楽のアセスメント】 ・社会的相互作用が適切に成されていることから、社会的な安楽は得られている。

アセスメントのまとめ
　身体的な安楽は得られているが、透析の副作用が今後生じ、身体的な安楽が維持されない可能性もある。社会的相互作用が適切に成されていることと、環境的な安楽も維持されており、社会的・環境的な安楽は得られている。

分析的なアセスメント

の発達理論（注4）などの中範囲理論を活用して考えます。発達課題と照らし合わせて考えることをお勧めします。

さて、Mさんの場合はどうでしょうか。

表22 に、領域13：成長／発達の関連情報の抜粋とアセスメントを示しました。

ようやく、13領域のアセスメントが終わりました。

時間がかかるのは当然です。頭を十分にはたらかせながら、解釈、判断、推理・推論の作業を緻密にしていくことで、Mさんがだんだん見えてくるのですから。

このように13領域という部分部分に分けて、1つ1つアセスメントする、このことを［分析的なアセスメント］と呼んでいます。

表22 Mさんの領域13：成長／発達のアセスメント

	関連情報の抜粋とアセスメント
類1：成長 類2：発達	【類1：成長の関連情報】 ・成長に影響を及ぼすような遺伝的な疾患はない。 【類1：成長のアセスメント】 ・身体的に正常に成長している。 【類2：発達に関連する情報】 ・Mさんは現在28歳で、エリクソンの発達理論では青年期から前成人期に相当すると考えられる。Mさんは大学院修了後、製薬会社研究所に勤務して間もないことから、青年期として発達課題を考えると、同一性を求めて格闘する時期に相当すると考えられる。両親の愛情を受けて育っていることが、今までの情報から伺える。また友人とも、職場の人々とも良好な関係を維持しながら、自分というものを確立していこうとしているように推測できる。 【類2：発達のアセスメント】 ・心理、社会的にも年相応に成熟している。
アセスメントのまとめ 　身体的に正常に成長している。心理、社会的にも年相応に成熟している。	

注4　エリクソンの発達理論：人のライフサイクルを8期に分けて発達と課題が解説されている。

トレーニングの解答

トレーニング①（34頁）の解答

8：30の場面の記述

　とにかく人間は食べることが大切であるのに、なぜ食べられないのかを中心に思考しています。

　Tさんが［食べられる］ためにはどのように看護援助すればよいかが書かれています。もちろん、これらの学生の記述に間違いがあるわけではありません。

　Tさんが食事をどのように考えているのかは、「食事だけが楽しみ」という言葉からもわかります。しかし、Tさんはなぜ、「食事だけが楽しみ」と、「〜だけが」と言ったのでしょうか？　入院生活上、あるいは病気に対して苦痛なことがあるから、このような表現をしたのではないでしょうか？　そのあたりのことが考えられてもよいのではないかと思います。

　看護援助のポイントとして、患者さんが基本的な欲求を満たせるような援助をすることは大切です。しかし、患者さんの呈する言動から、それを深く考察することによって、真の患者さんが見えてくるのです。

　つまり、［何を看護援助すればよいのか］ではなく、［患者さんを知る］ために、情報をにらんで深く考えることが大切なのです。

9：10の場面の記述

　学生は、Tさんが教科書に書いてあるような優等生的な発言をするかどうかを確認しています。

　しかしながら、Tさんは一生懸命になって、脳出血に至った自らの生活の反省をしているのではないでしょうか。ここからTさんが入院や病気をどのように受けとめているのか、そして、それに対して今後どのようにしようと思っているのか、などが考察できるでしょう。

　Tさんが間違ったことを言っているのかどうかを教科書にのっとって評価する方向では、本来のTさんは見えてこないと考えられます。

10：00の場面の記述

　やはりここでも、学生は看護援助にポイントをおいています。自分がどんな援助をすればよいのか、それを優先して考えていることがわかります。これでは、患者さんより自分のことが中心になってしまいます。

　そうではなくて、Tさんの歩き方を観察して、それをミクロな視点でとらえようとする見方が必要です。ただTさんが危険であるかどうかを見るのではなく、なぜ危険であるかを見いだすためには、Tさんの行動を細かく観察し、そこから見えてきた問題を記述する必要があるのです。

トレーニング②（35頁）の解答

　全体的にこの学生は、Tさんの身になって、話した言葉や行動を見て、それをまず知ろうとしています。
　なぜ、その言葉を言ったのだろうか？
　なぜ、そういう行動をとったのだろうか？
　というように、ていねいに考えを進めています。着実で無理のない学生自らの思考を発展させています。教科書的な知識を乱用することなく、素直に考えを進めています。
　自分の頭で記述した情報を見て、よく考え、そのうえで疑問があったり、わからないことがあるのは、むしろ当然です。そういうときには、有効な文献などを使って考えを深めていく必要があります。

トレーニング③（42頁）の解答

　「こんな病気の子に生んだのは私のせいだ」と言う母親の言動や泣くという行動、父親も含めて家中泥沼に沈むような出来事があったようで、Mさんが病気のことをくよくよと考えていると家族内まで暗くなってしまうようなことから、"考えないようにする"、"病気になってしまったことをあきらめる"という対処行動をとったのではないかと考えられます。

トレーニング④（42頁）の解答

　両親に甘えていたことを思い知らされたこと、社会人となって少しは肩身の狭い思いから解放されたこと、今勤務している製薬会社の所長が自分の病気の事情を知ってくれていることなどから、透析療法を告げられた時はショックではあったが、透析を受けることを決める気持ちは案外早かったと考えられます。

Step 3

全体像の描写

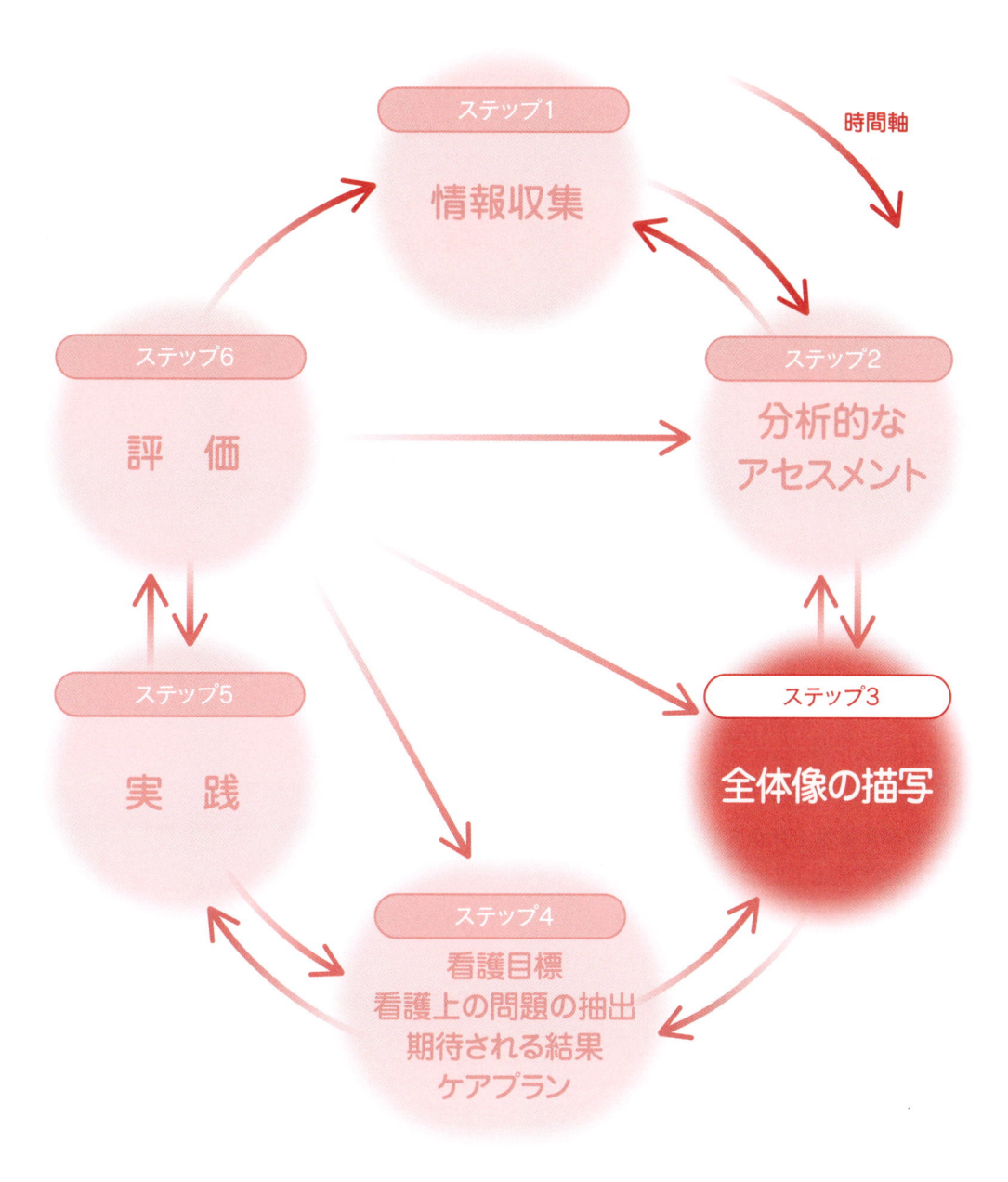

- ステップ1 情報収集
- ステップ2 分析的なアセスメント
- ステップ3 全体像の描写
- ステップ4 看護目標／看護上の問題の抽出／期待される結果／ケアプラン
- ステップ5 実践
- ステップ6 評価

時間軸

全体像の描写

1人の人間全体を描写する

患者さんの全体像を描くには生活構造とライフサイクルを軸にして、13領域のアセスメントの結論の関係をつかみ、文章化するという手順をふみます。第2ステップで示したMさんの事例を、ここでも引き続いて使います。

分析的なアセスメントの結論から全体像の描写へ

さて、この13領域の分析的なアセスメントを終了したら、次のステップは[全体像の描写]です。13領域のアセスメントをすべて統合して、患者さん1人の人間全体を描写していくのです。

言ってみれば、部分から全体の作業への移行です。13領域の部分のすべてが重要な場合もあるでしょうし、13領域のなかでも、とりわけ大切な項目が限られている場合もあると思います。

相互関連性や因果関係などを考慮に入れて、全体像を構成するのです。

さて、42頁のMさんのケースを振り返ってみてください。

28歳の時点に焦点をあてて、Mさんを13領域のフレームワーク（看護的な視点をもつアセスメントのフレームワーク）を用いて分析的なアセスメントをしてきました（注1）。

分析的なアセスメント（解釈、判断、推理・推論）を着実に実施してみることで、Mさんを13領域の部分でとらえることができました。これら13領域の部分がすべてMさんなのです。これら部分をすべて寄せ集めてMさんという人の全体をとらえることが必要です（図1）。

しかし、ここで注意しなければならないことがあります。それは、Mさんの全体像を描写していくときに、パッチワークのように単純に部分を集めていって、部分の総和として全体を形づくるのではないという点です。人間の見方に対する相反する理念、ちょっと難しい話になりますが、人間を見ていくときに、見る者、つまり私たちの頭のなかに自然に形成されている基本的な前提のところです。

人間というのは一元論的な存在です。一元

注1：患者さんは、皆さんもよくご存知のように、絶えず揺れ動いています。人はダイナミックな存在なのです。急激な医学的変化、あるいは心理社会的な変化を起こすことは十分に考えられます。ですから、看護過程もそういう意味では、かなりダイナミックに変わっていくはず。しかしながら、ここでは、トレーニングですから、とりあえず、ある一時点に定めてアセスメント以降を考えていきたいと思います。そういう意味で、Mさんのケースの場合も、時点を設定しました。設定した時点を再度確認しておきましょう。28歳の時点です。

図1 機械論的な見方と全体論的な見方

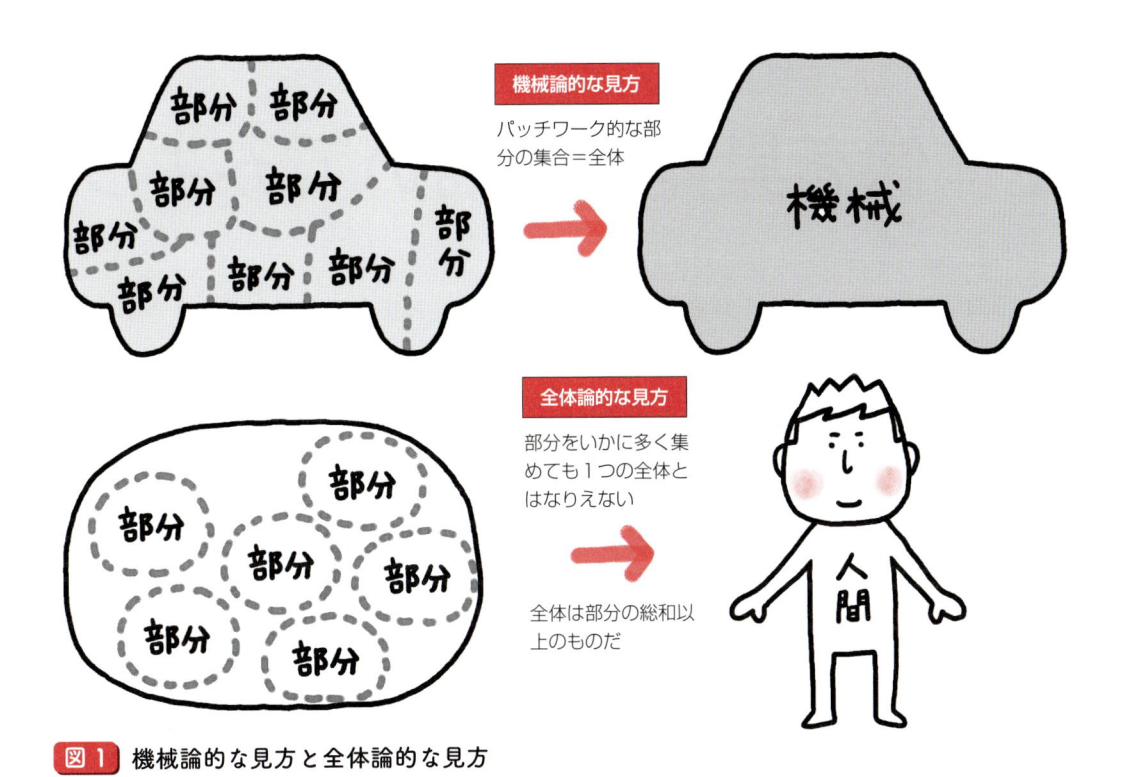

論的とは、心（こころ）と身体（からだ）という別個の2つのものが人間を形づくっているという二元論的なとらえ方ではなく、1人の人間のなかには心も身体も同時に存在していて分けがたいものだ、ということです。胃の痛みがある一方で、社会的な地位や役割についての不安もある、といったように。

ですから、機械論的な見方、つまり、機械のように部品がすべてそろえば組み立てることができるという考え方では、一元論的な人間をまるごと理解することはできません。機械論的な見方－対－全体論的な見方という、人間の見方に対する相反する理念がここにあるわけです。

私たちは極力、機械論的な見方を排除しなければ、患者さんを全体論的に理解することは難しいといえます。

人間は部分から全体を予測することができますし、あるいは全体から部分を予測することもできる、そういう一元論的な存在だと考えます。

看護的な視点の独自性は、人を全体論的にとらえる視点です。ですから、この［全体像の描写］のステップは非常に大切なステップです。

頭を抱え込まないでくださいね。難しいですが、挑戦してみましょう。筆者も、試行錯誤を繰り返しながら、この全体論的な視点に挑んでいる者の1人です。皆さんと一緒に考えていきたいと思います。

では、とりあえず、全体像を描写するときに、具体的にどうすればよいのかを考えていきましょう。

全体像の描写

全体像を具体的に描いてみよう

まず、全体像の骨格となる軸を設定します。
次に13領域のアセスメントの結論の関係をみながら、全体像を文章化していきます。
結論を一元論的に組み立てていくのです。

私たちは、［分析的なアセスメント］のステップで、Mさんを13領域の側面から着実にアセスメントしてきました。そして、それぞれの分析的アセスメントには結論をきちんと記述してきました。

ここで、第2ステップですでに実施した13領域の分析的アセスメントの結論を 表1 にすべて並べてみましょう。

再度、確認しておきますが、［全体像の描写］とは、人間を全体論的に見ると、いったいどうなるのかを言語化したものです。

つまり、Mさんを全体論的にとらえること。これら13領域の結論から、Mさんを全体論的に描写していくことなのです。

13領域の結論はすべてMさんを示しているものです。すべてがMさんという1人の人間のことです。心のことも体のことも、すべてがMさんなのです。慢性腎不全に罹患しているがゆえに生じている体の変化がありながら、同時にMさんは社会的な役割を担ってい

るのです。あるいはMさんの行動の動機づけは、慢性腎不全の管理にも影響するはず。

13領域の結論を一元論的に組み立てていきましょう。

手順その1：軸の設定

まず、全体像を描くうえで骨格となるような軸を設定してみましょう。看護的な視点を考慮に入れた軸です。軸を設定すると、全体像はずいぶんと描きやすくなります（図2）。この看護的な視点を考慮に入れた軸を、ここでは「生活構造」（注2）と「ライフサイクル」（注3）としました。

第1ステップで解説しましたが、看護的な視点とは、病をもった人の体験の意味を知ることでした。あるいは、病気をもったことで生じてくる人の反応すべてを知ることでした。

注2　生活行動：その人の現在の生活、例えば、どのような地位や役割で、どのような仕事をしているのか、家族構成はどうなのか、通常の日課はどのようなものなのかを含めた生活のすべてをいう。
注3　ライフサイクル：今までどのような人生を歩んできているのか、今後、どのような人生設計となっているのか、その人の人生サイクルの過去・現在・未来をいう。

表1　13領域の分析的なアセスメントの結論の全貌

領　域	アセスメントの結論
1：ヘルスプロモーション	血液透析、食事療法、薬物療法を行わないと安寧な健康状態を維持することはできないと受けとめている。医師に指示されている血液透析、食事療法、薬物療法については、食事療法は母親のサポートを得て実施、それ以外はMさん自身が社会生活を過ごしながら実施できている。
2：栄養	現在は母親管理のもとで食事療法を行っており、血液透析の影響による食欲低下もなく、栄養状態は低下しておらず、正常である。
3：排泄と交換	慢性腎不全によって腎機能が低下しており、血液透析、食事療法、薬物療法で腎機能を保っている状態である。
4：活動／休息	小さいころより、無理のできない体であることがわかっていることから、活動制限がありながらも、無理のない範囲でドライブをしたりと日常生活の中で最低限度の活動を維持しているようだ。一方、内シャントがあることから、右手で重い荷物を持てないなどの活動制限はある。慢性腎不全のために高血圧であり、降圧薬を内服して血圧コントロールをしている。さらに、貧血もあり、循環血液量の不足が考えられる。
5：知覚／認知	注意、見当識、感覚／知覚は正常である。知的水準は一定程度保持しており、思考能力・理解力・判断力は高いと考えられ、また他者との意思疎通は良好である。
6：自己知覚	小さいころから病弱な自分であり体にはまったく自信はなかった。今日に至る病気の経緯から血液透析をしなくては生きていけない自分を本来的な自分として受けとめている。しかし、透析を一生続けていかなくてはならない体であり、今は透析にも慣れず体が不快な体験もしており、否定的なボディイメージであると推測できる。障害者の自分、機械なしでは生きられない自分、人のモノをもらわないと生きていけない自分と悲観的にとらえている部分もあるが、病気についても近しい人には話をして理解してもらっており、病気であることが自己尊重の低下にはなっていないと推測できる。 社会人として親に甘えてはならないと思っており、今の社会人としての自分を肩身の狭い自分ではないと受けとめ、将来のある自分とも受けとめている。
7：役割関係	両親とは良好な関係であるが、28歳の男性としては自立しておらず食事療法は母親に依存している。 血液透析を受けながら、また食事療法と薬物療法を実施し病者役割もはたしながら、周囲からの役割期待に応え一社会人としての製薬会社において役割遂行をはたしている。
8：セクシュアリティ	性的機能は正常であり、28歳男性としての男性性を保持している。
9：コーピング／ストレス耐性	慢性腎不全で血液透析、薬物療法、食事療法を一生涯継続しなければ悪化する状況に置かれ、また、予後も含めて脅威認知をし、不安が強い状況にあると推測される。かつては母親への反抗や甘え、療養法への反抗などもあった。現在は同病者からの情報を得たり、また、一社会人としての生活維持などのコーピングによって、適応的な結果が得られていると考えられる。

全体像の描写

（表1のつづき）

10：生活原理	慢性腎不全で血液透析、薬物療法、食事療法を継続しながらも、28歳男性として両親とともに一社会人として生きていこうとしている。しかし、病態が悪化した場合、価値観や信念を貫いて生きていることが困難であると推測できる。
11：安全／防御	内シャント術が施行され、血液透析・薬物療法・食事療法中であり、全身に浮腫を起こしやすく、感染および身体損傷のリスク、さらに免疫機能低下の危険性がある。現在は社会人として外来通院にて血液透析中で内シャント術も施行しており、医療者管理下にはない通常の社会人としての日々は環境的危険が存在している。
12：安楽	身体的な安楽は得られているが、透析の副作用が今後生じ、身体的な安楽が維持されない可能性もある。社会的相互作用が適切になされていることと、環境的な安楽も維持されており、社会的・環境的な安楽は得られている。
13：成長／発達	身体的に正常に成長している。心理、社会的にも年相応に成熟している。

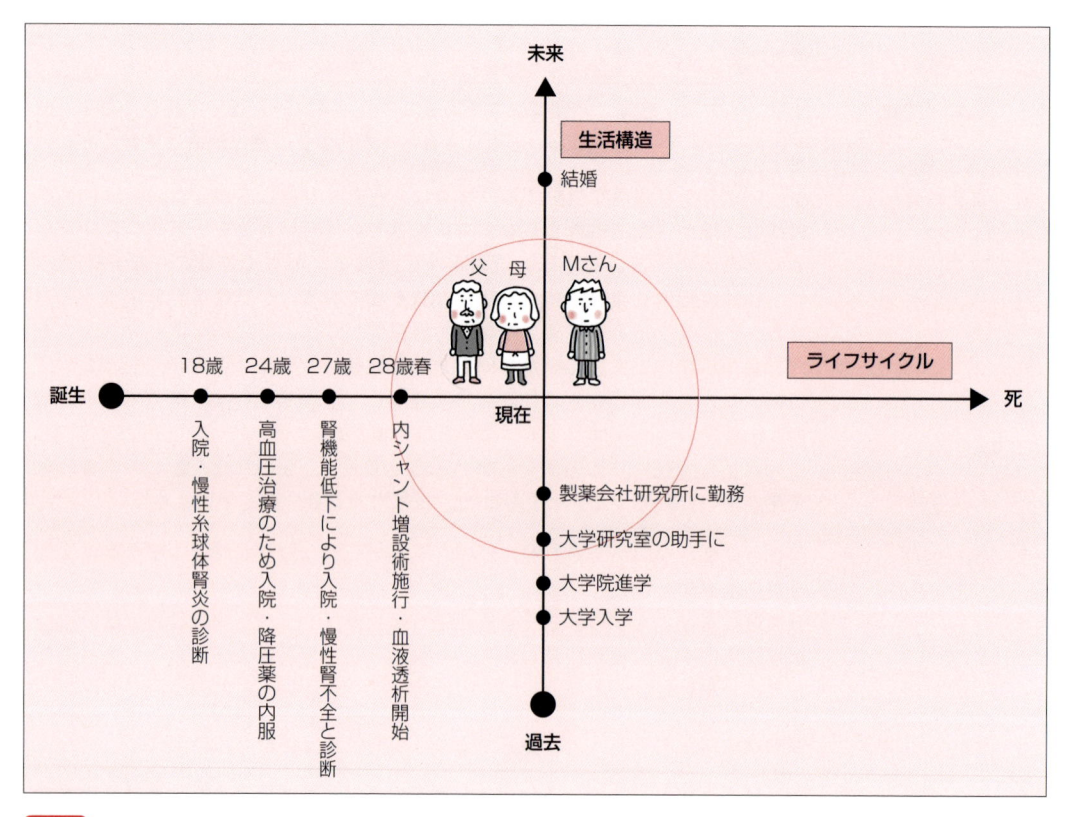

図2 「生活構造」と「ライフサイクル」の軸

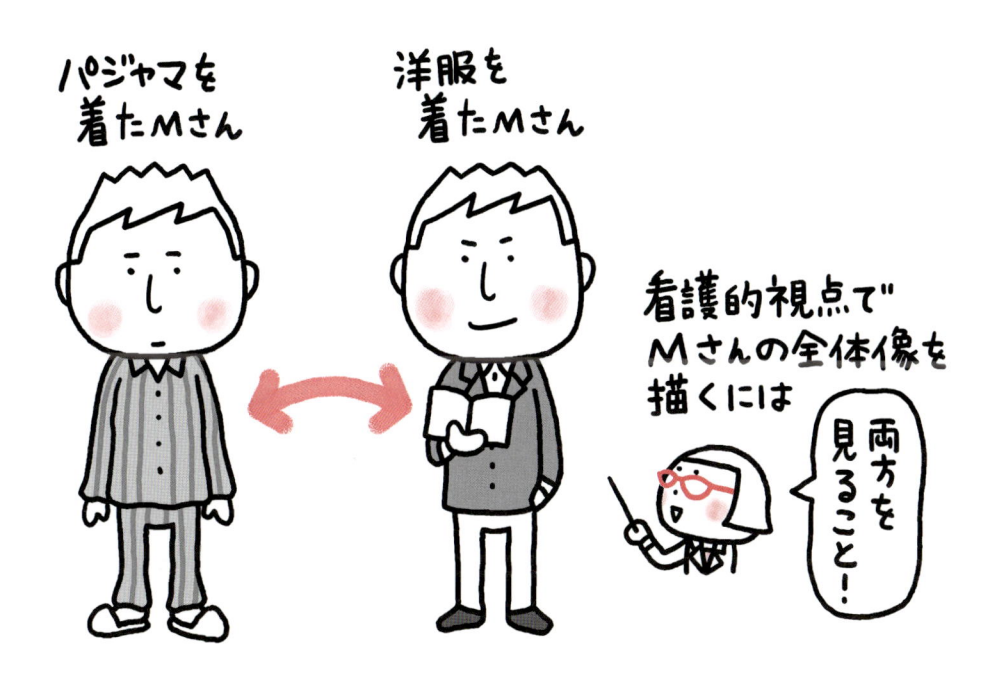

さて、病気になると人は受診したり、入院したりします。それらは非日常的な行動です。受診したり、入院しようと思えば、人は日常の生活を変えなければなりません。学校や会社を休んだり、誰か他の人に自分のとっていた役割を代替してもらったりというように……。このような患者さんの生活の変化は、看護的な視点から患者さんをとらえるうえで、欠かせない視点です。

　あるいは、ライフサイクルについても同様なことがいえます。慢性疾患に罹患してしまったＭさんは、病気を抱えて生きていかねばなりません。Ｍさんのライフサイクルに慢性疾患の罹患は少なからず影響を及ぼすはずです。

　例えば、Ｍさんは28歳です。これから結婚したり、子どもをもうけたりというように、いくつかの発達課題を達成していかねばならない年齢です。

　健康であればともかく、慢性腎不全に罹患しているＭさんは、慢性腎不全である自分を受けとめながら、病気をコントロールして、これからの長い生涯を生きていくわけです。当然、Ｍさんのライフサイクルには慢性腎不全に罹患しているからこそ生じる変化があるはずです。

　このような患者さんのライフサイクルの変化は、看護的な視点から患者さんをとらえるうえで、欠かせない視点です。看護的な視点を考慮に入れた軸を、ここでは「生活構造」と「ライフサイクル」としました。

　皆さんはもしかしたら、"入院している間だけの患者さん"を見ていませんでしたか。"パジャマ姿の患者さん"を見ていても、患者さんの病の体験の意味は狭い範囲でしか見えてきません。"普段着の患者さん"を知っていなければなりません。患者さんは今たまたま入院していますが、入院というのは、患者さんにとっては普通ではない、非日常的なものなのです。

全体像の描写

　患者さんの「生活構造」や「ライフサイクル」をふまえたうえで、患者さんをとらえようとしなければ、患者さんに行う看護ケアも陳腐なものでしかなくなってきます。私たちは、看護的な視点で、つまり、広い幅をもった目で、患者さんの全体像を描いていくことが必要です。

　それではここで、トレーニングを行っていただきます。【トレーニング⑤】を行った後、「手順その2」へ進んでください。

> **トレーニング⑤**
> 　Mさんの全体像を描くうえでのフレームワークとして、Mさんの［生活構造］と［ライフサイクル］を描いてみてください。
> 　まず、①Mさんの［生活構造］はどのようなものですか。つぎに、②Mさんの［ライフサイクル］はどのようなものですか。
> （模範解答は94頁に示す）

手順その2：13領域のアセスメントの結論の関係を見る

　85、86頁の表1：13領域のアセスメントの結論をもう一度よく見てください。これらすべてがMさんという人を全体論的に見ようとするときに必要なアセスメントの結論です。ここでは、これら13領域の結論の関係を考えていきたいと思います。

　関係とは、相関関係、つまり、同じような関係にある、あるいは、因果関係、つまり、原因と結果という関係にある、あるいは、無関係、つまり、まったく関係がない、というように関係をチェックするのです。

　それではここでトレーニングを行っていただきます。【トレーニング⑥】を行った後、92頁の「手順その3」へ進んでください。

> **トレーニング⑥**
> 　13領域の結論をよく読んでください（85頁の表1）。そのうえで、13領域の結論の関係を考えてください。
> ①相関関係はどれでしょうか。
> ②因果関係はどれでしょうか。
> ③関係がわからない、無関係はどれでしょうか。
> （模範解答は89〜92頁の本文）

全体像を描くうえで、考慮に入れなくてよい項目はどれ？

　さて、13領域のアセスメントの結論のなかで、今すぐにMさんに対して看護援助をする必要はないと考えられる領域は、

　領域1：ヘルスプロモーション
　領域2：栄養
　領域5：知覚／認知
　領域7：役割関係
　領域8：セクシュアリティ
　領域10：生活原理
　領域12：安楽
　領域13：成長／発達
　です。

　図3 を見てください。これらの領域を、身体的な側面を含んでいる領域8：セクシュ

13領域の関係性を整理してみましょう

すぐ看護援助する必要のない項目
1　2　5
7　8　10
12　13

相関する項目
3　11　4

6　9

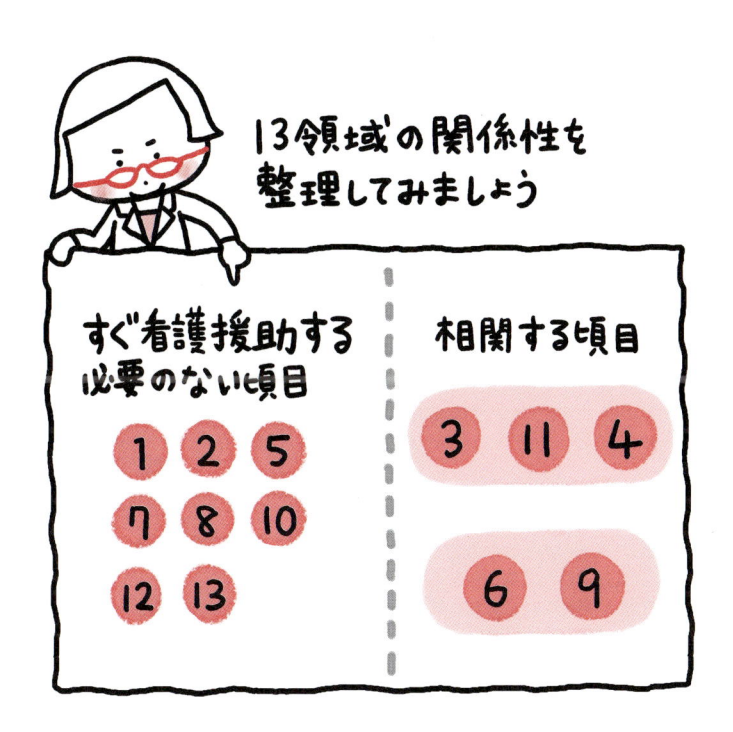

アリティ、領域 5 ：知覚／認知、領域 2 ：栄養、領域12：安楽を四角で囲んで下から 2 段目に並列に並べて位置づけました。さらに、行動的、社会的、統合的な側面を含んでいる領域10：生活原理、領域 1 ：ヘルスプロモーション、領域 7 ：役割関係、領域13：成長／発達を下から 1 段目に並列に並べて位置づけました。

　これらの領域に関しては、"良好"であることが明らかな領域ですので、全体像を描くうえで中心的な部分には反映させないでよいと考えます。

　ここで注意点をもう 1 つ述べておきます。

　私たちは、［分析的なアセスメント］のステップで、時間をかけて苦労してアセスメント（解釈、判断、推理・推論）を着実に行ってきたのです。そのアセスメントの結論を、［全体像の描写］のステップでは、大いに生かしていくことが大切です。

　ここの［全体像の描写］のステップで、今までのアセスメントの結論をまったく使わないで、Ｍさんの事例を見ながら、 1 から考えている人はいませんか。ここのところを間違えないでください。

　［看護過程］は、科学的で論理的な思考過程が肝心なのです。 1 つ 1 つのステップをたどっていくことが大切です。

　次に、13領域のアセスメントの結論のなかで、相関する関係にある項目をチェックしてみます。

相関する関係にある項目はどれ？

　"相関する"とは、13領域のアセスメントの結論を見わたして、似ている傾向が読みとれる結論を探すのです。

　まず目につくのは、身体的な側面である"領域 3 ：排泄と交換"の結論と、"領域11：安全／防御"の結論と、"領域 4 ：活動／休息"

全体像の描写

領域6：自己知覚
　小さいころから病弱な自分であり身体にはまったく自信はなかった。今日に至る病気の経緯から人工血液透析をしなくては生きていけない自分を本来的な自分として受けとめている。しかし、透析を一生続けていかなくてはならない身体であり、今は透析にも慣れず身体が不快な体験もしており、否定的なボディイメージであると推測できる。障害者の自分、機械なしでは生きられない自分、人のモノをもらわないと生きていけない自分と悲観的にとらえている部分もあるが、病気についても近しい人には話をして理解してもらっており、病気であることが自己尊重の低下にはなっていないと推測できる。社会人として親に甘えてはならないと思っており、今の社会人としての自分を肩身の狭い自分ではないと受けとめ、将来のある自分とも受けとめている。

領域11：安全／防御
　内シャント術が施行され、人工血液透析・薬物療法・食事療法中であり、全身に浮腫を起こしやすく、感染および身体損傷のリスク、さらに免疫機能低下の危険性がある。現在は社会人として外来通院にて人工血液透析中で内シャント術も施行しており、医療者管理下にはない通常の社会人としての日々は環境的危険が存在している。

領域3：排泄と交換
　慢性腎不全によって腎機能が低下しており、人工血液透析、食事療法、薬物療法で腎機能を保っている状態である。

領域8：セクシュアリティ
　性的機能は正常であり、28歳男性としての男性性を保持している。

領域5：知覚／認知
　注意、見当識、感覚／知覚は正常である。知的水準は一定程度保持しており、思考能力・理解力・判断力は高いと考えられ、また他者との意思疎通は良好である。

領域10：生活原理
　慢性腎不全で人工血液透析、薬物療法、食事療法を継続しながらも、28歳男性として両親とともに一社会人として生きて行こうとしている。しかし、病態が悪化した場合、価値観や信念を貫いて生きていることが困難であると推測できる。

領域1：ヘルスプロモーション
　人工血液透析、食事療法、薬物療法を行わないと安寧な健康状態を維持することはできないと受けとめており、医師に指示されている人工血液透析、食事療法、薬物療法については、食事療法は母親のサポートを得て実施、それ以外はMさん自身が社会生活を過ごしながら実施できている

図3 Mさんの全体を表す関連図＝13領域間の関係をビジュアルに示す図

の結論の3領域です。

　領域3：排泄と交換の結論を見ると、「慢性腎不全によって腎機能が低下しており、血液透析、食事療法、薬物療法で腎機能を保っている状態である」となっています。

　このような状態であるために、領域11：安全／防御に書かれているように、「全身に浮腫を起こしやすく、感染および身体損傷のリスク、さらに免疫機能低下がある」となっています。さらに、「血液透析中で内シャント術も施行しており、医療管理下にはない通常の社会人としての日々は環境的危険が存在してい

● ● ● 全体像を具体的に描いてみよう

領域9：コーピング／ストレス耐性
　慢性腎不全で人工血液透析、薬物療法、食事療法を一生涯継続しなければ悪化する状況に置かれ、また、予後も含めて脅威認知をし、不安が強い状況にあると推測される。かつては母親への反抗や甘え、療養法への反抗などもあった。現在は同病者からの情報を得たり、また、一社会人としての生活維持などのコーピングによって、適応的な結果が得られていると考えられる。

領域4：活動／休息
　小さいころより、無理のできない身体であることがわかっていることから活動制限がありながらも、無理のない範囲でドライブをしたりと日常生活の中で最低限度の活動を維持しているようだ。一方、内シャントがあることから右手で重い荷物を持てないなどの活動制限はある。慢性腎不全のために高血圧であり降圧剤を内服して血圧コントロールをしている。さらに、貧血もあり循環血液量の不足が考えられる。

領域2：栄養
　現在は母親管理のもとで食事療法を行っており、人工血液透析の影響による食欲低下もなく、栄養状態は低下しておらず、正常である。

領域12：安楽
　身体的な安楽は得られているが、透析の副作用が今後生じ、身体的な安楽が維持されない可能性もある。社会的相互作用が適切に成されていることと、環境的な安楽も維持されており、社会的・環境的な安楽は得られている。

領域7：役割関係
　両親とは良好な関係であるが、28歳の男性としては自立しておらず食事療法は母親に依存している。
人工血液透析を受けながら、また食事療法と薬物療法を実施し病者役割もはたしながら、周囲からの役割期待に応え一社会人としての製薬会社において役割遂行をはたしている。

領域13：成長／発達
　身体的に正常に成長している。心理、社会的にも年相応に成熟している。

Step 3　全体像の描写

る」ともなっています。
　また、領域3：排泄と交換の状態であることが、領域4：活動／休息の内容、「活動制限があること」「慢性腎不全のために高血圧であり降圧薬を内服して血圧コントロールをしていること、さらに、貧血もあり循環血液量の不足が考えられること」となっています。
　これら2つの領域、領域11：安全／防御、領域4：活動／休息は、関連図の中央に位置づけている領域3：排泄と交換と密接な関係にあることがわかります。
　一方、心理的、行動的な側面である"領域

全体像の描写

"領域6：自己知覚"と、"領域9：コーピング／ストレス耐性"の2つの領域を見てみましょう。

領域6：自己知覚を見ると、「血液透析をしなくては生きていけない自分」「否定的なボディイメージ」が中心になっていることがわかります。

領域9：コーピング／ストレス耐性を見ると、「予後も含めて脅威認知をし、不安が強い状況にある」と推測されること、「現在は同病者からの情報を得たり、また、一社会人としての生活維持などのコーピングによって、適応的な結果が得られている」ことがわかります。

これら2つの領域も、血液透析療法を一生継続しなければならないことから起こっている心理、行動的な現象であるために、相関関係にあることがわかります。図3では、これら2つの領域を関連図の最上段に位置づけて、並列しました。

さて、いよいよ全体像を描写する作業、そう、文章化する作業に突入です。

手順その3：
全体像を文章化してみる

全体像の冒頭部分には、絶対に落としてはならないMさんのその時点の病態経過を客観的に記述しておく必要があります。

［全体像］は、約800〜1000字くらいの字数で簡潔明瞭に記述することをお勧めします。

というのは、文章量があまりに多いとまとまりがつかず、結局わかりにくくなってしまいます。反対に短すぎても、省略が多くて大切な部分が抜けてしまう可能性があります。ケース・バイ・ケースですが、筆者は経験的に、800〜1000字くらいをめやすとしています。

必要な側面はていねいに示し、あまり重要ではない側面は、極力省略します。［全体像］とは、これだけ読めば、設定した時点のMさんが全体論的な視点からすべてわかる、というものです。

また、看護的な視点で描くということも忘れてはいけません。2つの軸、つまり、［生活構造］と［ライフサイクル］の軸を骨格にしながら記述します。

それではここでまた、トレーニングをしてみましょう。

文章化のポイント
- 全体像の前置き部分 Mさんの病態経過を記述
- 全体像は13の内容を圧縮
- 文字量の目安は 800〜900字
- 看護的な視点で書く

トレーニング⑦

　以上説明してきた注意点をふまえて、図3（90、91頁）を参照しながら、読者の皆さんにＭさんの全体像を書いていただきたいと思います。

　［全体像の描写］のための記載用紙（図4）を添付しました。これを用いて、どうぞ書いてみてください。

（模範解答を95頁に示す）

全体像	

図4 全体像の描写のための記録用紙

全体像の描写

トレーニングの解答

　以下の【トレーニング⑤・⑦】の解答は、正解ではなく１つのサンプルです

■ トレーニング⑤（88頁）の解答 ■

[生活構造]

　これについては、Ｍさんのケースのプロフィールおよび日常生活のところの情報で、以下のように描くことができると思います。

　Ｍさんは28歳の独身男性です。父親は58歳公務員、母親は54歳主婦で、ともに健在です。一人っ子で、両親と３人暮らしです。
　薬学部大学院修了後、母校の研究室で実験助手をしていましたが、27歳のときに教授の勧めで現在の製薬会社研究所に勤務し、約１年になります。
　日常生活は、７時に起床し、朝食をとった後、８時30分には車で20分かけて出勤しています。勤務のほとんどはデスクワークであり、部下の事務員が１名います。仕事は17時には終わります。週２回は15時に早退し、透析を受けに病院へ通っています。透析は、約４時間です。
　昼食は母親が調理したお弁当を持参しています。夕食は、透析日は病院で食べていますが、通常の日は母親が調理して自宅で食べています。20時〜23時の間に入浴、テレビ観賞し、23時〜23時30分には就寝しています。
　休日は読書やテレビを見て過ごし、ときどき日帰りでドライブへ出かけます。最近の楽しみはカラオケです。

[ライフサイクル]

　Ｍさんの場合は、幼少時より病弱でした。18歳から現在に至る「病の軌跡」が、ライフサイクルの中心軸になっていると思います（ 図5 ）。

　18歳（大学１年）のときに、慢性糸球体腎炎と診断され、定期的に尿検査と腎機能検査を受けるように言われました。また、長い経過の病気なので気長に大事につき合うことと説明され、激しいスポーツは禁じられました。
　21歳（大学３年）のときに、血圧上昇のために治療目的で入院しました。腎炎による若年性高血圧症として降圧薬の内服を開始し、減塩７ｇの食事療法を指示されました。
　24歳（大学院）のときに、糸球体濾過値および腎血漿流量の低下があり精密検査のために入院しました。検査の結果、腎機能の低下が進行し、免疫療法と食事療法（タンパク質50ｇ、総カロリー1900kcal、食塩５ｇ）を指示されました。このときに就職の件について医師に相談したところ、「できるだけ座ってできる仕事」と言われ、大学に残り、パートタイムで研究室の実験助手として勤めることとなっています。
　27歳（製薬会社研究所）のとき、慢性腎不全と診断され、血液透析を受けることを決意しています。さらに厳しい食事療法（タンパ

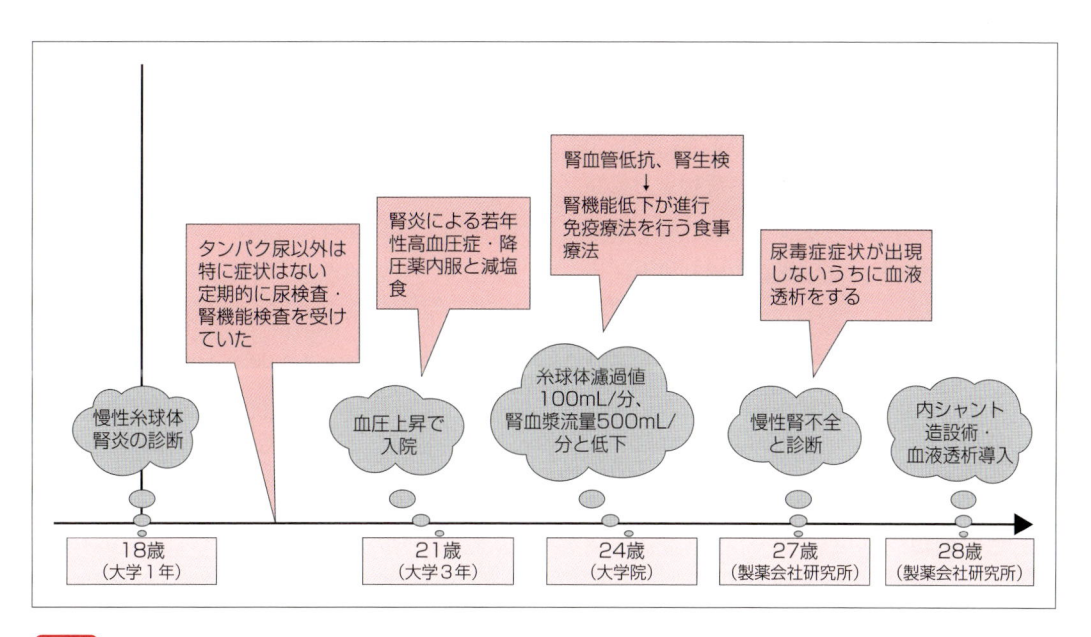

図5　Mさんの病の軌跡

18歳（大学1年）
慢性糸球体腎炎の診断
タンパク尿以外は特に症状はない　定期的に尿検査・腎機能検査を受けていた

21歳（大学3年）
血圧上昇で入院
腎炎による若年性高血圧症・降圧薬内服と減塩食

24歳（大学院）
糸球体濾過値100mL/分、腎血漿流量500mL/分と低下
腎血管低抗、腎生検
↓
腎機能低下が進行
免疫療法を行う食事療法

27歳（製薬会社研究所）
慢性腎不全と診断
尿毒症症状が出現しないうちに血液透析をする

28歳（製薬会社研究所）
内シャント造設術・血液透析導入

ク質30g、総カロリー2200kcal、食塩3g）を指示されました。

28歳（製薬会社研究所）の春、内シャント造設術を受け、8月より血液透析を開始しました。

このような病の軌跡を現在まで歩むなか、大学では落語研究会に所属し楽しく過ごしてきました。

■トレーニング⑦（93頁）の解答■

Mさんの全体像［28歳の時点］

まず、現在の［生活構造］の重要な部分を書きます。

Mさんは28歳の独身男性です。父親は58歳公務員、母親は54歳主婦で、ともに健在です。一人っ子で、両親と3人暮らしです。

薬学部大学院修了後、母校の研究室で実験助手をしていましたが、27歳のときに教授の勧めで現在の製薬会社研究所に勤務し、約1年になります。

次に「ライフサイクル」の重要な部分を書きます。

18歳で慢性糸球体腎炎と診断、21歳で腎炎による若年性高血圧症として降圧薬の内服を開始、24歳で腎機能低下が進行し、免疫療法と食事療法（タンパク質50g、総カロリー1900kcal、食塩5g）を指示されました。27歳で慢性腎不全と診断され、血液透析を受けることを決意しました。厳しい食事療法（タンパク質30g、総カロリー2200kcal、食塩3g）を指示されました。28歳の春、内シャント造設術を受け、8月に血液透析を開始しています。

次に13領域の関連図（90、91頁の図3）を見ながら、統合していきます。

現在、慢性腎不全によって腎機能が低下し、内シャント術を施行、血液透析・薬物療

全体像の描写

法・食事療法中であり、全身に浮腫を起こしやすく、感染および身体損傷のリスク、さらに免疫機能低下の危険性があります。内シャントがあることから右手で重い荷物を持てないなどの活動制限があります。慢性腎不全のため高血圧であり、降圧薬を内服して血圧コントロールをしています。さらに、貧血もあり、循環血液量の不足が考えられます。

　現在は外来通院にて血液透析中で内シャント術も施行しており、医療者管理下にはない通常の社会人としての日々は環境的危険が存在しています。

　小さいころから病弱であり、体にはまったく自信はなく、今日に至る病気の経緯から血液透析をしなくては生きていけない自分を、本来的な自分として受けとめています。しかし透析を一生続けていかなくてはならない体であり、今は透析にも慣れず不快な体験もしており、否定的なボディイメージであると推測できます。予後も含めて脅威認知をし、不安が強い状況にあると推測されます。

　かつては母親への反抗や甘え、療養法への反抗などもありましたが、現在は同病者からの情報を得たり、また、一社会人としての生活維持などのコーピングによって、適応的な結果が得られていると考えられます。

Step 4

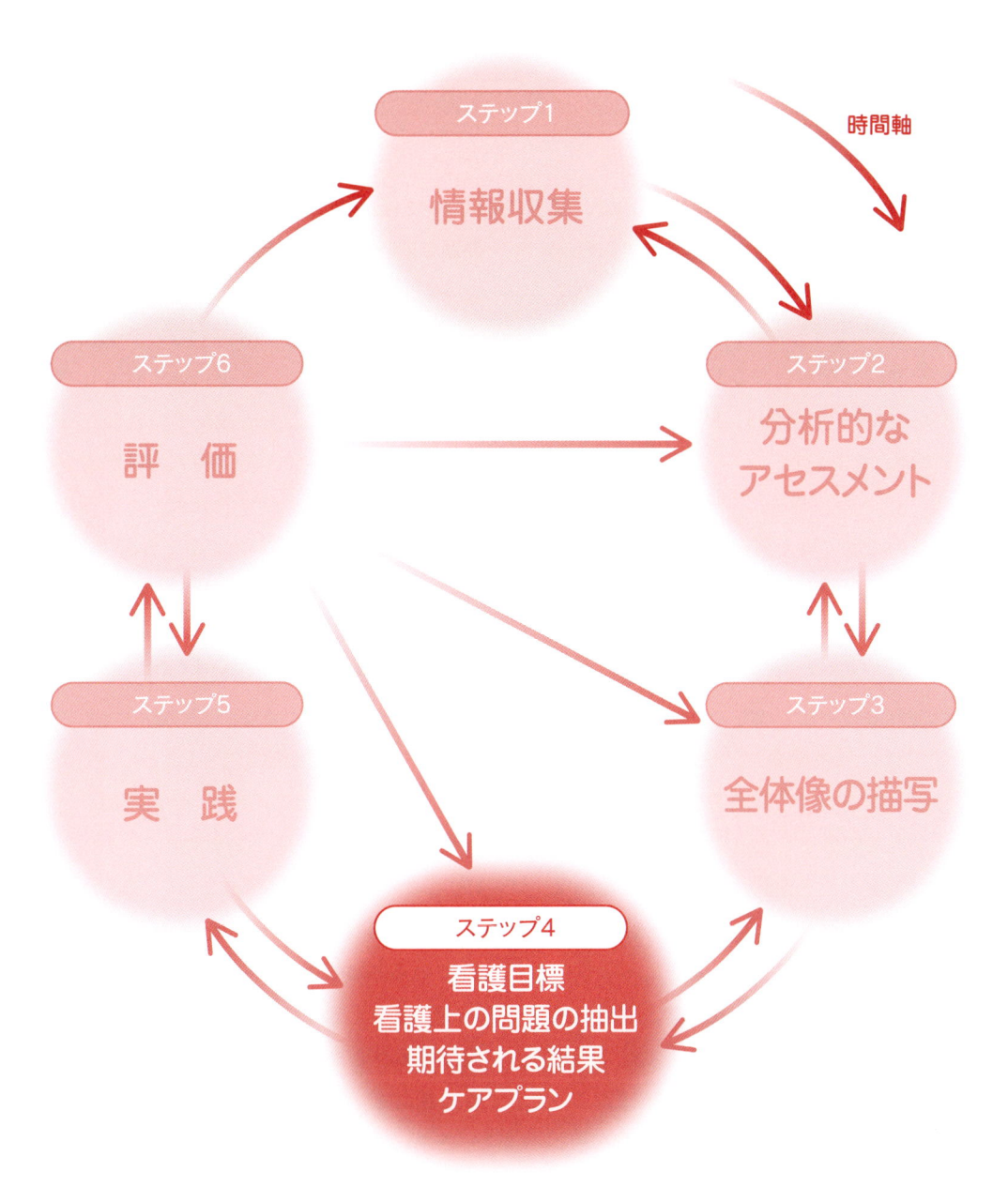

看護目標・看護上の問題の抽出・期待される結果・ケアプラン

- ステップ1　情報収集
- ステップ2　分析的なアセスメント
- ステップ3　全体像の描写
- ステップ4　看護目標　看護上の問題の抽出　期待される結果　ケアプラン
- ステップ5　実践
- ステップ6　評価

時間軸

看護目標・看護上の問題の抽出・期待される結果・ケアプラン

患者さん不在の看護計画はナンセンス

看護目標を考える際には、患者さんが自立するべきことは何なのか、ということも考慮にいれなければなりません。

第3ステップの［全体像の描写］で、Mさんの28歳時点の全体像が見えてきました。

私たちはここまでの看護過程の各ステップを着実にこなしてきました。かなりの時間を費やして頭を訓練しながらここまで到達したのです。だからこそ、私たちは、Mさんという人が看護的な視点でよく見えているように思います。

先ほど皆さんに描いていただいたMさんの全体像のなかには、何とかして早く解決しなければならないと思われる問題も含まれていることでしょう。でも、ここでちょっと立ち止まって、私たちが行っている作業を客観的に見てみることにしましょう。

私たちは、一生懸命Mさんを全体論的に知ろうと、あるいは、看護的な視点で理解しようと努力してきました。そして、手もちの限られた［事実データ］から、できる範囲でアセスメントを行い、ようやく、Mさんの全体像を描くことができました。

しかし、ちょっと視点を変えて、普通の頭で論理的に考えてみてください。

そもそもMさん自身が慢性腎不全に罹患しているのです。ですから、本来は、Mさん自身が何とか自らの病気の管理に向けて努力するべきのではないでしょうか。あるいは、Mさん自身が自らの問題を見いだして、何とか努力すればよいのではないでしょうか。病気が悪くなっても、それはMさんの身から出た錆、自業自得ではないでしょうか。

ちょっと意地悪なことを言いすぎました。しかしながら、私たち看護師の習性になってしまっている悪い癖、"患者さん自身が本来は行うべきことも、すべて看護師がコントロールしようとする思い違い"がよくあるので、そこのところを勘違いしないでいただきたいために、意地悪なことを言ってしまったのです。

私たち看護の専門家が、躍起になってMさんのことを、それもこっそりと一生懸命考えるのではないことを、ここで確認しておきたいのです。筆者は、患者さん不在の現在の看護現場の［看護計画］に疑問をもっています。ですから余計に、ここの部分にはこだわってしまいました。

Mさん自身が今の自分をどのようにとらえているのか、あるいは、Mさん自身がしっかりしなくてはいけないところ、つまり、自立するべきところはどこなのか、このあたりの検討も十分にしなければなりません。

さあ、それでは、余談はこのくらいにして、本論に入っていきましょう。

看護目標とは何か

看護目標とは"看護の対象である患者さんの健康問題に対する反応が肯定的に変化することをめざすもの"と言えます。

実現可能な目標を設定する

目標（goal）とは、めざす地点です。広辞苑によれば、目じるし、目的を達成するために設けた目当て、とされています。

わかりやすくいえば、山登りをしているとき、私たちは山の頂上をめざしてひたすら歩きますね。この場合、目標は山の頂上です。頂上をめざして、頂上を目標に置いて歩くのです。

頂上をまっしぐらにめざして、予定どおりたどり着く場合もあります。しかし、なかには登る人の能力にしては高すぎる頂上をめざしたために、途中で疲れ果てて、ギブアップしてしまうこともあります。ですから、めざす地点にしてもよく考えて実現可能な目標を設定しなければなりません。

この［目標］という言葉に［看護］がくっついて、［看護目標（nursing goal）］という用語が成り立っています。

それでは、この［看護目標］とはいったい何なのでしょうか。

端的に言えば、［看護目標］とは、"看護師が援助することで達成しうる目標化"という意味が含まれているのです。

ここでちょっと抽象的に看護がめざしている目標をよりマクロな視点で考えてみましょう。

図1 を見てください。これは、筆者が"看護の本質"あるいは"看護って何だろう"を示したいときに、よく使う図です。私たち看護師は、「対象」である患者さん、例えばMさんという人に看護を提供します。

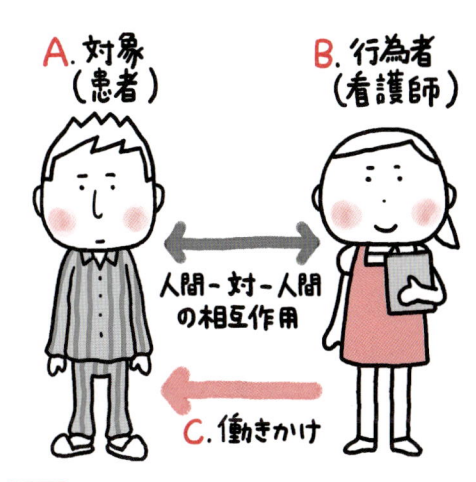

図1 看護の本質と（看護過程）の関係を見るための図

A. 対象（患者）　B. 行為者（看護師）
人間-対-人間の相互作用
C. 働きかけ

Mさんは、潜在的に、あるいは顕在的に健康問題をもっているがゆえに、私たちの前に看護援助の「対象」として存在しているわけです。

　私たち看護師は、例えば同僚である医師がMさんの治癒や回復をめざして治療（cure）を行うのとは異なり、めざすのは癒し（care）です。つまり、Mさんが慢性腎不全という病気をもっているとしたら、その治療（cure）をめざすのではなく、癒し（care）をめざすのです。

　もっと平易な言い方をすれば、Mさんの病気に対して、医師のように慢性腎不全の医学治療にかかわるだけではなく、Mさんの病の体験が少しでも肯定的な体験となるように、癒しをめざしたケアを行うのです。看護とは、"健康問題をもつ対象の反応が肯定的に変化するようにかかわる専門職"と言えます。

　ちょっと難しい話になったでしょうか。ですが、ここのところは非常に大切な部分だと筆者は考えていますので、多少しつこく説明しました。

　以上の解説から、看護目標とは、"看護の対象である患者さんの健康問題に対する反応が肯定的に変化することをめざしたもの"と言えます。ただし、"肯定的な変化"とは、きわめて抽象的な意味合いを含んでいます。つまり、個々の患者さんによって、この"肯定的な変化"が意味するところを、十分にミクロに考えなくてはなりません。

　今回は、Mさんです。Mさんの健康問題に対する反応が肯定的に変化することを、看護目標として設定する必要があります。

患者さんと一緒に目標を考える

　もう1つ、ここで大切なことがあります。先述したように、Mさんの目標ですから、Mさん自身がそれをどのように考えているか、ということも考慮に入れる必要があります。

　一番いいのは、目標をMさんと一緒に考えることです。

　Mさん自身が目標をどのように考えているのかを聞きながら、無理のない目標を考えることがとても合理的だと思うのです。

　ところがMさんの全体像からも推し量れるように、Mさん自身が目標をどのように考えているかを仮に聞いたとしても、目標なんて何にも考えていないことも予測できます。そこで、やはり私たち専門家の登場となるわけです。

　しかしながら、患者さんのなかには、自らの目標をきちんと合理的に立てている人もいるのです。もしかしたら、私たち以上に知的で合理的な視点をもって、立派な目標を設定している人もいるかもしれないのです。そのような場合、私たちは、患者さんの意見をよく聞いて、その意見を生かした目標を設定する必要があると思われます。

　ここでは、Mさんに焦点をあてて次項で看護目標を設定していきたいと思います。

Mさんの看護目標：健康問題に対する反応が肯定的に変化することをめざす

看護目標は、患者さんにとって〈望ましい姿〉〈安寧な状態〉を表すものです。
したがって、看護目標は全体像をしっかり把握したうえで考えなければなりません。

患者さんの安寧な状態をめざす

現時点でMさんの［全体像］はすでにわかっています。

［全体像］のなかには、Mさんの健康問題に対する反応、すなわち、慢性腎不全に罹患しているがゆえに起こってきたMさんの反応のすべてが全体論的な視点でとらえられているはずです。

このMさんがめざす地点を、Mさんがどのような姿になる、という形で掲げるのです。とすればおのずと看護目標にも全体論的な視点が反映するはずです。Mさんの病の体験すべてが少しでも安寧な状態になることをめざした看護の目標です。

ここでもう一度確認しておきましょう。

私たち看護師の援助は、患者さんが疾患から治癒することや回復することだけをダイレクトにめざした援助ではありません。Mさんの病の体験すべてが少しでも安寧な状態になるようにと考えれば、おのずと慢性腎不全という疾患自体のコントロールにも結びつくわけですが、看護がめざす目標と、医学がめざす目標とは、先述しましたように異なっているのです。

必然的に治癒や回復をめざしたものになるとは思いますが、もっと広いケア（care）という視点から目標を考えていくのです。もっとも、看護目標を医学的な視点だけで設定するとしたら、それは看護目標ではなく、医学目標となります。

例えば、死を目の前にした肺がん末期の患者さんが看護の「対象」であるとします。治癒や回復はとうてい望めません。しかしながら、このような患者さんにとっても、安寧な状態や安楽でいられる瞬間はあるはずです。

そう、看護がめざす目標は、患者さんの安寧な状態なのです。

看護目標の設定の手順―全体像をもう一度しっかりと眺めてみる

さて、［全体像］と［看護目標］の関係を 図2 に示しました。看護目標とは、Mさ

Step 4 看護目標・看護上の問題の抽出・期待される結果・ケアプラン

看護目標・看護上の問題の抽出・期待される結果・ケアプラン

図2 ［全体像］と［看護目標］の関係

（図中テキスト）
- 1年後のMさんの望ましい姿　②長期の看護目標
- 2週間後のMさんの望ましい姿　①短期の看護目標
- 28歳時点のMさんの全体像

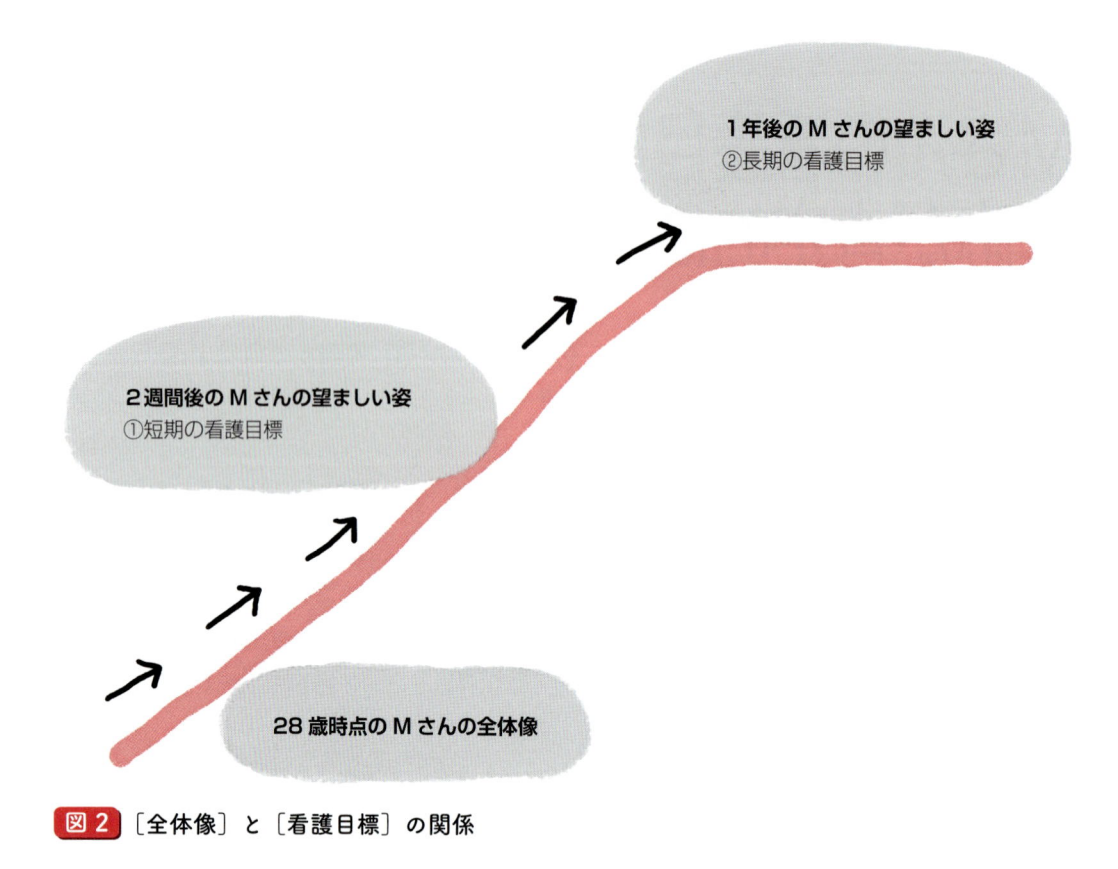

んにとって〈望ましい姿〉、あるいは〈安寧な状態〉を表すものです。

　それでは、もっと具体的にMさんにとって〈望ましい姿〉、あるいは〈安寧な状態〉とは何かを［全体像］をしっかりと眺めながら考えてみましょう。Mさんの［全体像］には、望ましくない側面や安寧でない側面が描かれているはずです。だからこそ、そのままの状態ではダメだ、と前提し、〈望ましい姿〉や〈安寧な状態〉を看護目標として設定し、それをMさん自身がめざすのです。実現の可能性も考慮しなくてはいけません。

　看護目標にはMさんの個別性がにじみ出てくるはずです。それは、私たちがMさんの全体像をどれくらいしっかりとおさえられ

ているかで決まってきます。

目標はマニュアルを見て考えない

　看護目標がマニュアル的で一般的な内容になっている人はいませんか。例えば、手術前の患者さんであれば誰でも不安があるのだからと、「看護目標→手術に対する不安が軽減できる」といったように。

　これでは、頭を使って一生懸命に考えなくても、マニュアルさえあれば、看護目標などすぐに設定できてしまいます。あるいは、全体像など見えていなくとも看護目標は設定できます。

はたしてこれで、知的で科学的な看護といえるのでしょうか。

やはり着実にあなたの前にいる患者さんをよく知ったうえで、全体像をしっかりとつかんだうえで看護目標を考えることこそ、知的で科学的な看護といえそうです。

さて、それでは、Mさんの全体像をもう一度眺めてみましょう。

Mさんは27歳のときに慢性腎不全という医学診断を医師より告げられています。しかし、18歳で診断された慢性糸球体腎炎以来、腎機能低下が悪化し、慢性腎不全に至っています。つまり、10年間にわたって慢性的な腎臓機能の低下を体験し、今日にいたっていることがわかります。この間に入院も経験しました。

この10年間にわたる病の体験の中で、以前よりは慢性腎不全である自分の身体を素直に受けとめようとしています。決して慢性腎不全を脅威として受けとめているようではないことがわかります。

この受けとめ方が、現在実施している療養法を今後も続けていけるだろうかという疑問につながります。清潔や感染面など油断をすると慢性腎不全の悪化を招いてしまい、もしかしたら合併症を併発する危険も出てくるかもしれません。

一方、現在製薬会社研究所に勤務しているMさんの社会的な成熟の程度は年齢相応です。しかし、幼いころから病弱であったため、多少両親に甘えていた部分があったことも事実です。Mさん自身が甘えている自分に気づいて反省もしています。今後Mさんは慢性腎不全を一生管理していかなくてはなりません。管理するうえで、人との有効なつき合い方や体の変化への対処にも努力が必要になってくるでしょう。

さて、ここまでヒントを述べてきましたので、皆さんはそれぞれ頭のなかでMさんの看護目標がイメージできてきていることと思います。Mさんの看護目標をあなたならどのように設定しますか。

再び、ここで読者の皆さんにトレーニングをしていただきたいと思います。

トレーニング⑧

Mさんの看護目標をあなたならどのように設定しますか。文章化してください。設定に当たっては、どのくらい先の時期に焦点を合わせるかが必要ですね。時期は、

①短期目標（2週間後に焦点を合わせる）
②長期目標（約1年後に焦点を合わせる）

の2つを考えてみてください。100〜200字以内で書いてみましょう。
（模範解答は118頁に示す）

コラム2　NANDA-I、NOC、NIC

　本書では、NANDA-I（North American Nursing Diagnosis Association International、以下NANDA-I）の看護診断、看護成果分類（Nursing Outcomes Classification、以下NOC）、看護介入分類（Nursing Interventions Classification、以下NIC）については解説に加えていませんでした。本書のどの部分にこれら3つが該当するかと言えば、下記の図のようになります。

　まず、看護診断は、本書では、"看護上の問題"としていたところに該当します。本書での"看護上の問題"は、自由な言葉で表現して言い表しました。しかしながら、NANDA-I看護診断をこの部分に使うことになれば、NANDA-I看護診断の定義集に分類整理されている200個以上の看護診断名から、該当すると考えられる看護診断名を選定することになります。現在最も新しい定義集は、「NANDA-I看護診断：2012-2014」となります。この定義集から看護診断名だけではなく、その看護診断名が該当することを証明する症候・徴候・行動を指し示す診断指標についても選定されています。さらに、その看護診断名を導いた原因らしい要因である関連因子も選定します。すなわち、看護診断名＋診断指標＋関連因子を選定することになります。リスク型看護診断の場合は、看護診断名＋危険因子を選定することになります。

　NOC、すなわち、看護成果分類は、本書では、"期待される結果"さらに看護目標としていたところに該当します。本書で解説している"期待される結果"さらに看護目標は、"看護上の問題"が解決された望ましい状態でした。そして、"期待される結果"さらに看護目標は、自由な言葉で表現して言い表しました。しかしながら、NOC、看護成果分類をこの部分に使うことになれば、NOCの著書に分類整理されている成果名・成果指標・測定尺度から、該当すると考えられるものを選定することになります。

【NOCに関する最新の文献】
Moorhead, S., Johnson, M., Maas, M. L., & Swanson, E.編／江本愛子監訳：看護成果分類（NOC）―看護ケアを評価するための指標・測定尺度（第4版）．医学書院，2010．

　この本には、385の成果が収められています。これらの成果は7領域のどこかに配列されています。各成果にはそれぞれ複数の指標と測定尺度があります。それらから該当すると考えられる成果名・成果指標・測定尺度を選定していくことになるのです。

　次にNIC、すなわち、看護介入分類ですが、本書では、"ケアプラン・看護介入"としていたところに該当します。本書で解説している"ケアプラン・看護介入"は、"看護上の問題"が解決された望ましい状態"期待される結果"になるように、具体的にどのような看護援助を行うのかを、看護介入として自由な言葉で表現して言い表しました。しかしながら、NIC、看護介入分類をこの部分に使うことになれば、NICの著書に分類整理されている介入名・行動から、該当すると考えられる介入名・行動を選定することになります。

【NICに関する最新の文献】
Bulechek, G. M., Butcher, H. K., & Dochterman, J. M.編／中木高夫，黒田裕子訳：看護介入分類（NIC）（原書第5版）．南江堂，2009．

　この本には、542の介入が収められています。これらの介入は7領域のどこかに配列されています。各介入にはそれぞれ複数の行動があります。それらから該当すると考えられる介入名と行動を選定していくことになるのです。

【NANDA-I看護診断、NOC、NICについての文献】
黒田裕子：改訂版　黒田裕子の入門・看護診断―看護診断を使った看護計画の立て方―．照林社，2009．

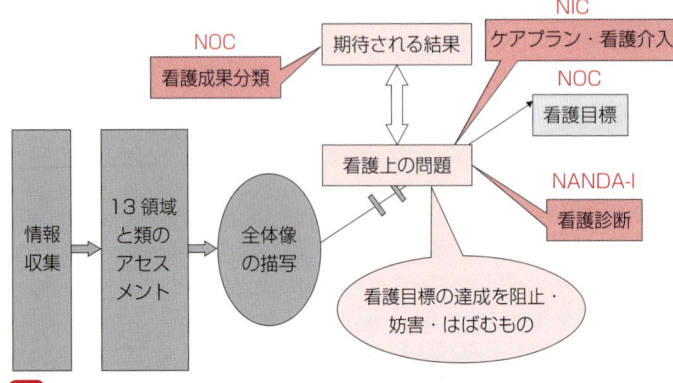

図　看護上の問題、期待される結果、看護目標と看護診断、看護成果分類の関係

看護上の問題とは何か

［看護上の問題］とは、患者さんが看護目標を達成しようするときに乗り越えなければならない問題です。
それは看護師が援助することによって乗り越えられる可能性をもった問題でなければなりません。

［全体像の描写］から問題を読み取る

図3を見てください。102頁で説明した図2のなかに［看護上の問題］をつけ加えてみました。この図3でも明らかなように、看護上の問題とは、現在のMさんが看護目標を達成するにあたって、それを［阻むもの］［妨害するもの］［阻止するもの］を指します。

看護上の問題は、現在のMさんを全体論的に記述してきた［全体像の描写］のなかに含まれているはずです。この［全体像の描写］から読み取るのです。その読み取りには、看護目標をしっかりと頭に入れておくことが必要です。つまり、看護上の問題とは、Mさんがこれから先、看護目標を達成しようとするときに、乗り越えなければならない問題です。看護目標が変われば、おのずと看護上の問題も変わるはずです。これを図4で表してみました。

看護上の問題は、看護目標が明確に設定されていなければ、見えてきません。看護上の問題を抽出してから、看護目標を設定するのは、思考過程が逆です。看護上の問題は、系統的に抽出していく作業なのです。私たち看護師は、Mさんがこれら看護上の問題を乗り越えるにあたって役立つような援助を、専門的なスキルを生かしながら提供していくのです。

単に［問題］とするのではなく、［看護上の……］としているのは、看護師が援助することでMさんが乗り越えられる可能性をもった問題であることを強調しているのです。看護師が援助しなくてもMさん自身で乗り越えられるものは、看護上の問題とはなりません。また、看護師が援助しても乗り越えることができないものも、同じように看護上の問題とはなり得ないのです。

例えば、純粋に医学的な治療によって乗り越えられるような種類の問題は、医学的な問題であって、看護上の問題ではありません。

次のような例が挙がるでしょう。

［例A］術後の肺合併症が起こる可能性がある。

看護目標・看護上の問題の抽出・期待される結果・ケアプラン

阻止するもの
阻害するもの
阻むもの

看護上の問題（Mさんが乗り越えなければならないもの）

1年後のMさんの望ましい姿
②長期の看護目標

2週間後のMさんの望ましい姿
①短期の看護目標

28歳時点のMさんの全体像

図3 看護上の問題

Mさん

2週間後のMさんの望ましい姿

28歳時点のMさんの全体像

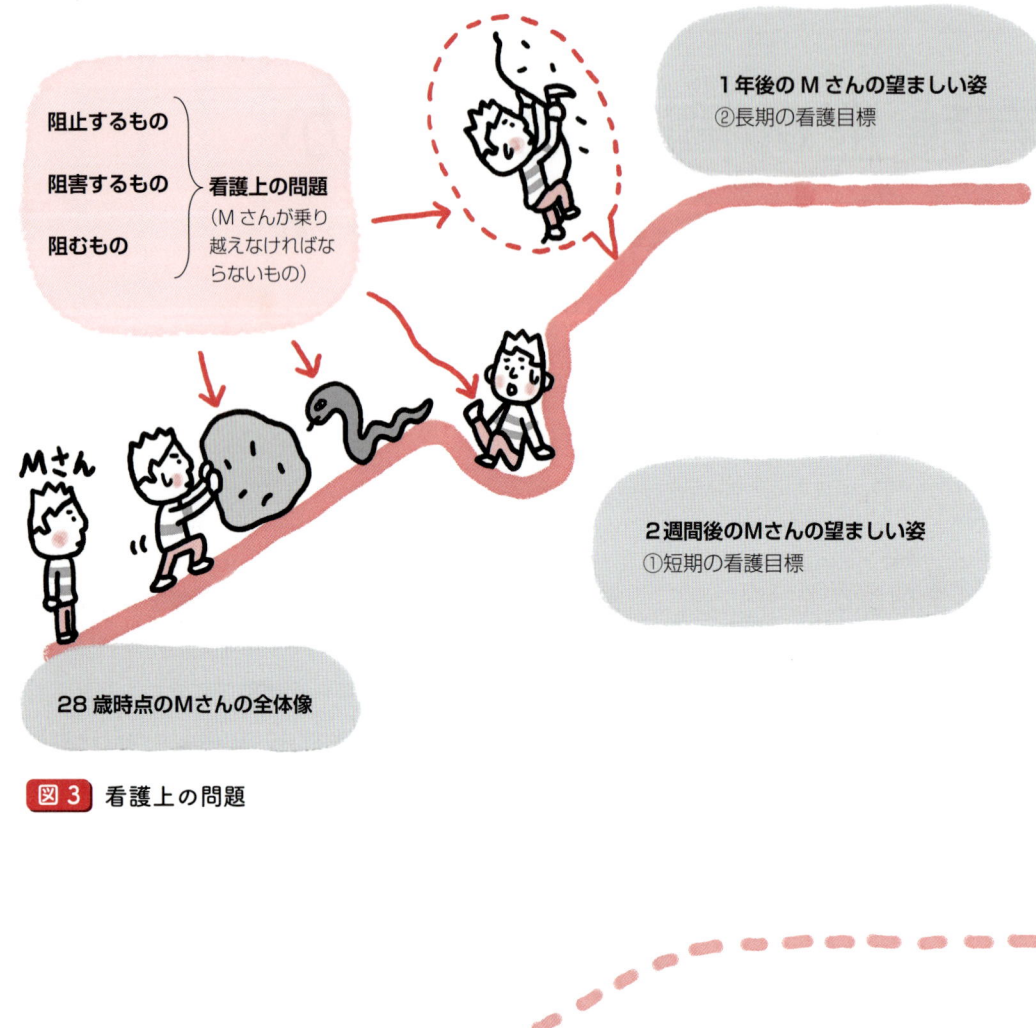

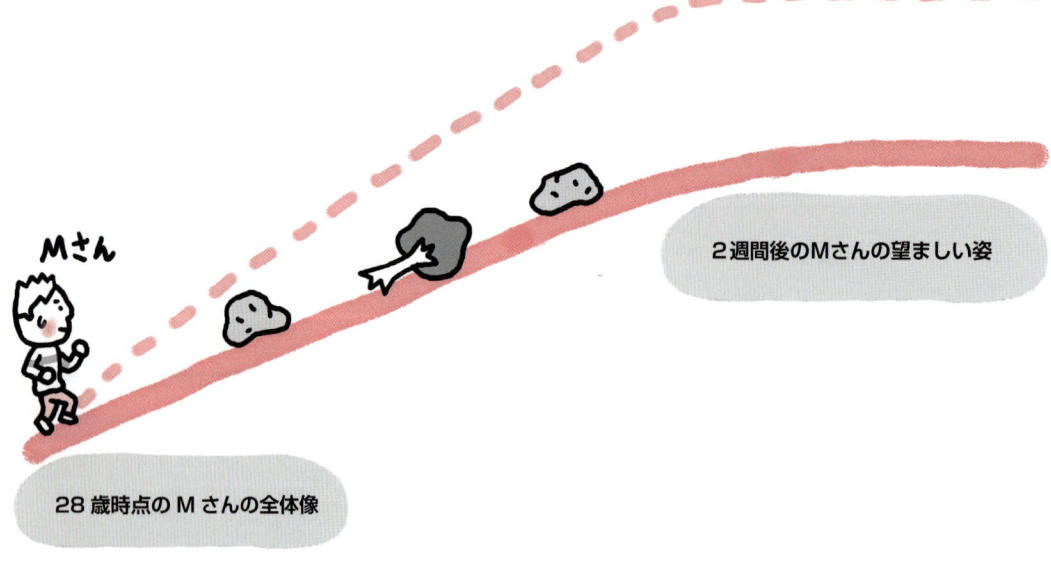

図4 看護目標の高低

これは、医学的な問題です。しかしながら、

［例A'］術後の肺合併症が起こることに対して不安をもっている。

となると、看護上の問題となります。

この場合、「術後合併症」自体の発症に関しては、医学的な治療処置で防ぐことができます。しかしながら、「術後合併症」を体験するかもしれない患者さんの反応、この場合、不安となりますが、これに対しては、看護援助を提供することで、患者さんは乗り越えていけるかもしれません。

看護師のアイデンティティ（看護師の存在証明）を発揮した看護上の問題を考えることが重要です。でなければ、今まで何のために［看護過程］の苦しい長いステップをたどってきたのか……、ここまでの苦労も水の泡になってしまいます。

さて、ここで皆さんにトレーニングをしていただきたいと思います。

■ トレーニング⑨ ■

図5 と 図6 を見てください。Mさんの［看護上の問題］を皆さんに考えていただくために、これまでの説明を生かして、模式図をつくってみました。

さて、あなたは、空欄の部分にいったいどのような［看護上の問題］を考えますか。

①短期（2週間後に焦点を合わせる）の看護目標の場合と、②長期（約1年後に焦点を合わせる）の看護目標の場合とを考えてみてください。

（模範解答は118頁に示す）

Step 4　看護目標・看護上の問題の抽出・期待される結果・ケアプラン

看護目標・看護上の問題の抽出・期待される結果・ケアプラン

> 看護上の問題とはゴールを阻むものです。

看護上の問題

看護上の問題

Mさん

28歳時点のMさんの全体像

　現在、慢性腎不全によって腎機能が低下し、内シャント術を施行、血液透析・薬物療法・食事療法中であり、全身に浮腫を起こしやすく、感染および身体損傷のリスク、さらに免疫機能低下の危険性がある。内シャントがあることから右手で重い荷物をもてないなどの活動制限がある。慢性腎不全のため高血圧であり、降圧薬を内服して血圧コントロールをしている。さらに、貧血もあり、循環血液量の不足が考えられる。

　現在社会人として外来通院にて血液透析中で内シャント術も施行しており、医療者管理下にはない通常の社会人としての日々は環境的危険が存在する。

　小さいころから病弱であり、体にはまったく自信はなく、今日に至る病気の経緯から血液透析をしなくては生きていけない自分を本来的な自分として受けとめている。しかし透析を一生続けていかなくてはならない体であり、今は透析にも慣れず不快な体験もしており、否定的なボディイメージであると推測できる。予後も含めて脅威認知をし、不安が強い状況にあると推測される。かつては母親への反抗や甘え、療養法への反抗などもあったが、現在は同病者からの情報を得たり、また、一社会人としての生活維持などのコーピングによって、適応的な結果が得られていると考えられる。

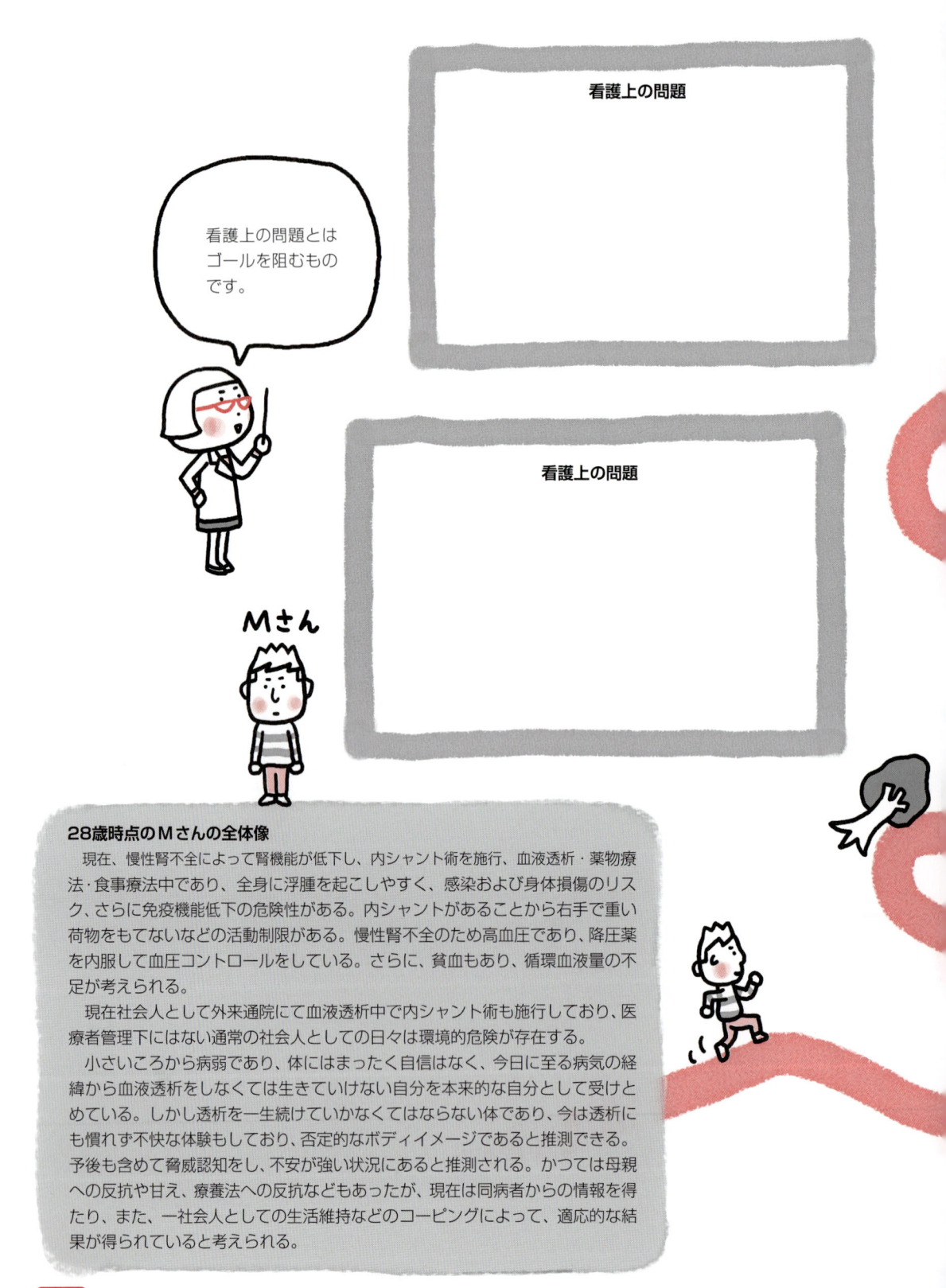

図5 短期の看護目標を設定したときの看護上の問題の解答用紙

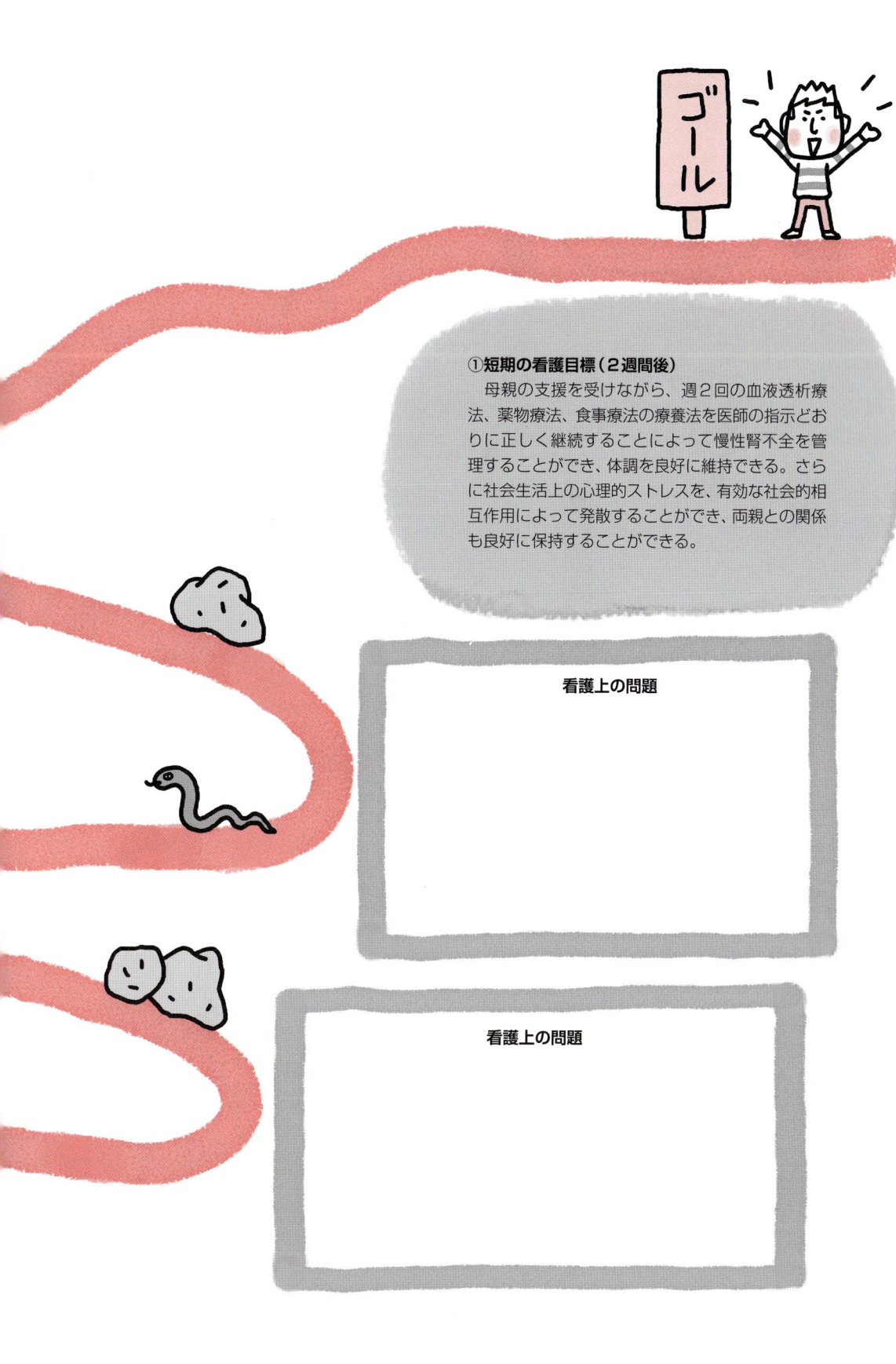

●●● 看護上の問題とは何か

①短期の看護目標（2週間後）
　母親の支援を受けながら、週2回の血液透析療法、薬物療法、食事療法の療養法を医師の指示どおりに正しく継続することによって慢性腎不全を管理することができ、体調を良好に維持できる。さらに社会生活上の心理的ストレスを、有効な社会的相互作用によって発散することができ、両親との関係も良好に保持することができる。

看護上の問題

看護上の問題

Step 4　看護目標・看護上の問題の抽出・期待される結果・ケアプラン

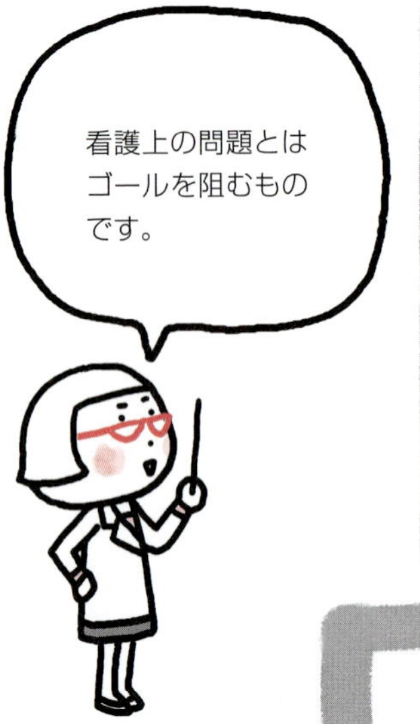

> 看護目標・看護上の問題の抽出・期待される結果・ケアプラン

看護上の問題とはゴールを阻むものです。

| 看護上の問題 |

| 看護上の問題 |

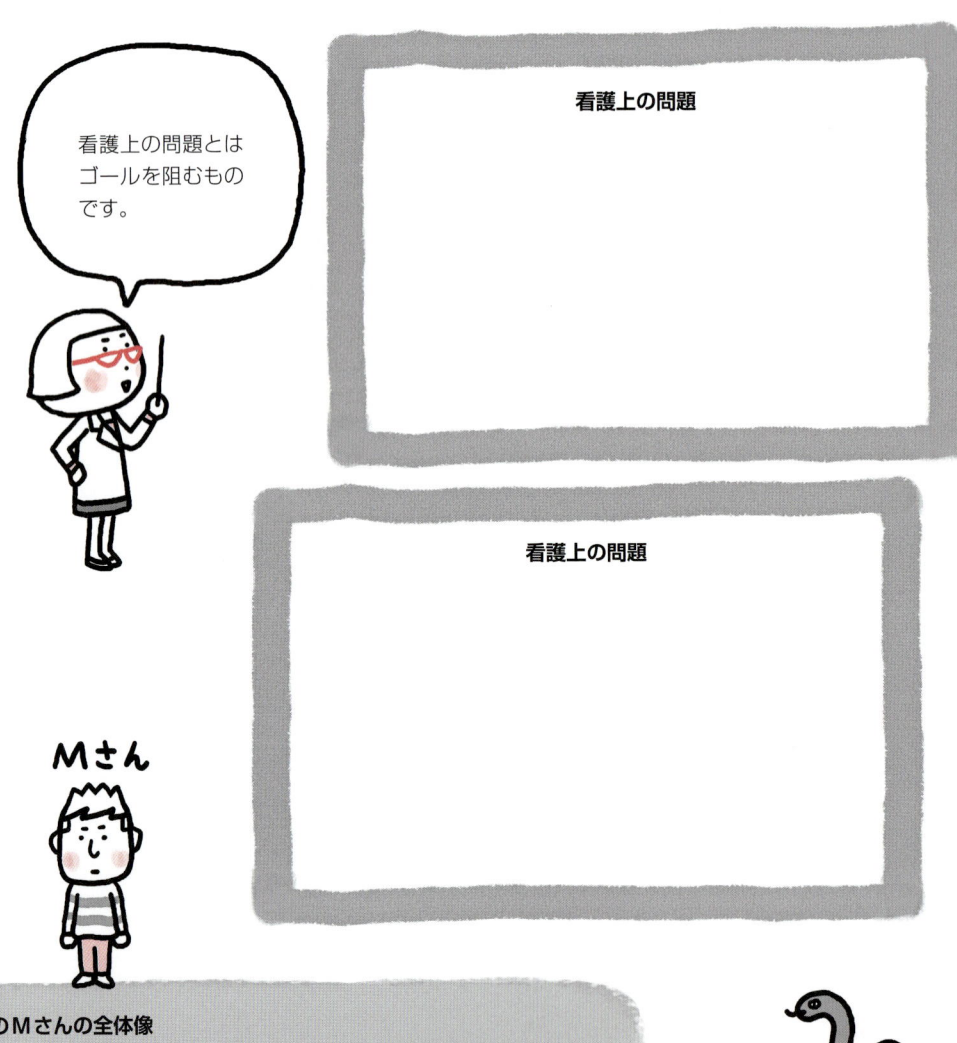

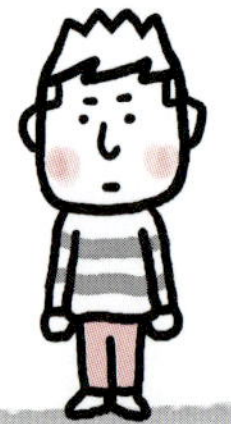

Mさん

28歳時点のMさんの全体像
　現在、慢性腎不全によって腎機能が低下し、内シャント術を施行、血液透析・薬物療法・食事療法中であり、全身に浮腫を起こしやすく、感染および身体損傷のリスク、さらに免疫機能低下の危険性がある。内シャントがあることから右手で重い荷物をもてないなどの活動制限がある。慢性腎不全のため高血圧であり、降圧薬を内服して血圧コントロールをしている。さらに、貧血もあり、循環血液量の不足が考えられる。
　現在社会人として外来通院にて血液透析中で内シャント術も施行しており、医療者管理下にはない通常の社会人としての日々は環境的危険が存在する。
　小さいころから病弱であり、体にはまったく自信はなく、今日に至る病気の経緯から血液透析をしなくては生きていけない自分を、本来的な自分として受けとめている。しかし透析を一生続けていかなくてはならない体であり、今は透析にも慣れず不快な体験もしており、否定的なボディイメージであると推測できる。予後も含めて脅威認知をし、不安が強い状況にあると推測される。かつては母親への反抗や甘え、療養法への反抗などもあったが、現在は同病者からの情報を得たり、また、一社会人としての生活維持などのコーピングによって、適応的な結果が得られていると考えられる。

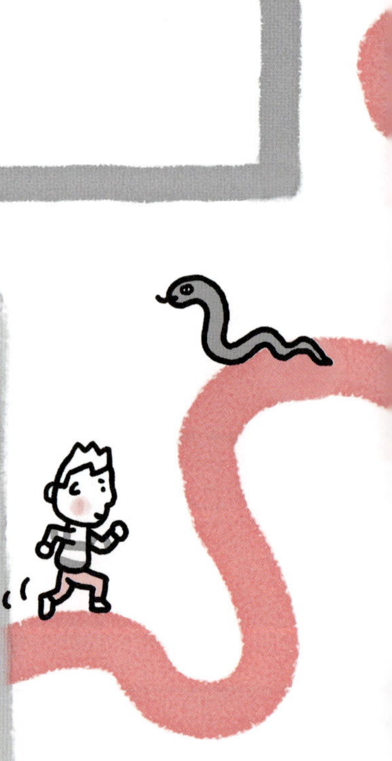

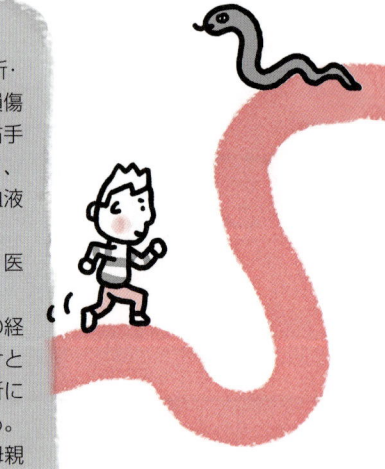

図6 長期の看護目標を設定したときの看護上の問題の解答用紙

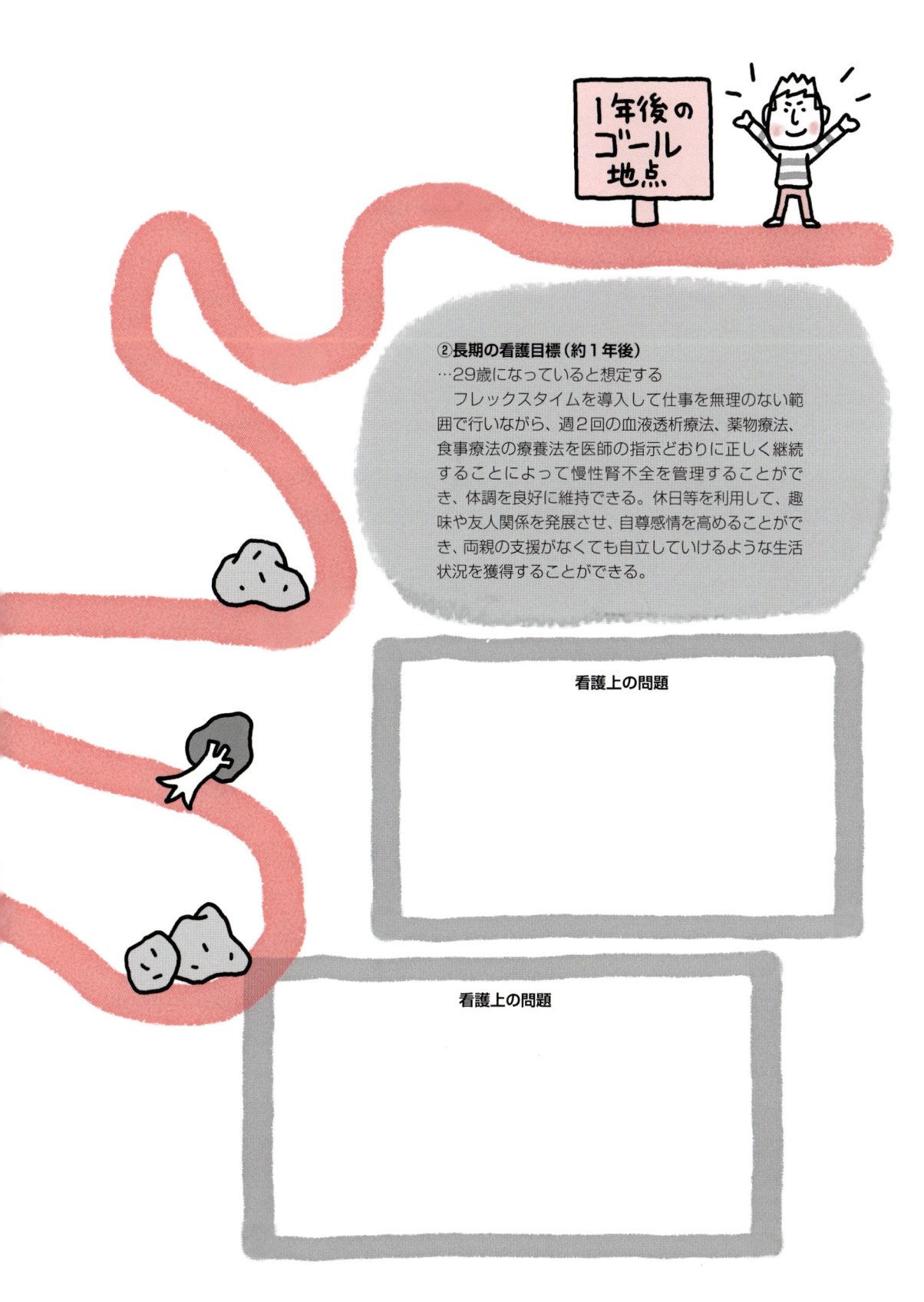

●●● 看護上の問題とは何か

1年後の
ゴール
地点

②長期の看護目標（約1年後）
…29歳になっていると想定する
　フレックスタイムを導入して仕事を無理のない範囲で行いながら、週2回の血液透析療法、薬物療法、食事療法の療養法を医師の指示どおりに正しく継続することによって慢性腎不全を管理することができ、体調を良好に維持できる。休日等を利用して、趣味や友人関係を発展させ、自尊感情を高めることができ、両親の支援がなくても自立していけるような生活状況を獲得することができる。

看護上の問題

看護上の問題

Step 4　看護目標・看護上の問題の抽出・期待される結果・ケアプラン

111

看護目標・看護上の問題の抽出・期待される結果・ケアプラン

期待される結果とケアプラン

［看護目標］と［看護上の問題］に即して
［期待される結果］と［ケアプラン］を考えていくことが次のステップですが、
この4つはすべて一連のものなのです。

　前項までで、看護目標と看護上の問題が理解できたと思います。
　次は、リストアップした看護目標と看護上の問題に即して、［期待される結果］と［ケアプラン］を考えていきましょう。
　まず、［期待される結果］とは何かを見てみましょう。

有効な看護援助を導き出す

　［期待される結果］という用語は、英語のexpected outcomeという言葉の訳として広まってきたように思われます。ですから、多少不自然な日本語です。
　［期待される］とは、誰に期待されるのかというと、Mさんに期待される、つまり、患者さんに期待される、という意味です。［結果］とは、何を指しているのかというと、看護援助（ここでは、ケアプランという用語を使用しています）を提供した結果として、Mさんに見られる全体論的な視点で見たときの反応の変化を示しています。
　この変化とは、具体的には、表情やしぐさ、言葉、行動などなど、私たち看護師が見てとらえることが可能なMさんのすべてです。
　私たち看護師は、Mさんという人の個別性を考えたうえでの有効な看護援助を1つ1つの看護問題に対して行っていくわけです。有効な看護援助が導き出されるのも、ここまでの看護過程のステップを着実にふんできたからこそできるのです。

ステップ4は1セットで考える

　1つ1つの看護問題に対する有効な看護援助の内容を、ここでは［ケアプラン］と呼んでいます。ですから、［期待される結果］は、次の段階の［ケアプラン］と対に考えていかなければ科学的、論理的とはいえません。
　また、［期待される結果］や［ケアプラン］は、先に掲げた［看護上の問題］の1つ1つに対して考えていかなければならないので、ここステップ4の［看護目標・看護上の問題・期待される結果・ケアプラン］は一連の

期待される結果とケアプラン

もの、1セットで成り立つものといえます。

それでは、Mさんの場合で具体的に考えてみましょう。皆さんに考えていただきたいと思います。

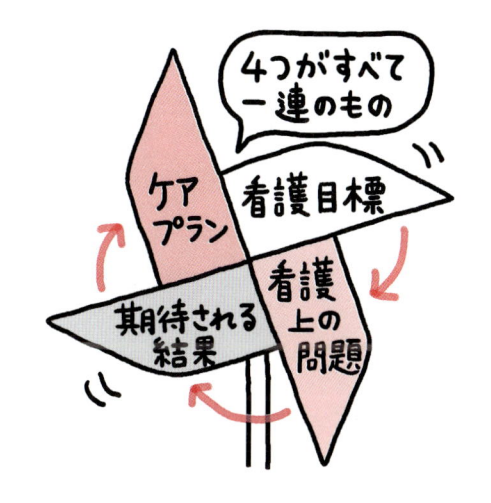

> 4つがすべて一連のもの
>
> ケアプラン / 看護目標 / 期待される結果 / 看護上の問題

▪ トレーニング⑩ ▪

図7、図8を見てください。

図7には、先に考えた短期の看護目標と看護上の問題を入れてあります。

図8には、先に考えた長期の看護目標と看護上の問題を入れてあります。

図7、図8のそれぞれの空欄に［期待される結果］と［ケアプラン］を入れてみてください。

読者の皆さん方のユニークな発想でどんどん書いてみてください。手持ちの参考書などのマニュアルなどを見ながら書いたりしないように。役には立ちません。Mさんの全体像を理解したうえで、Mさんの個別性をふまえて考えてみましょう。

さあ、よく考えて空欄を埋めてみましょう。

（模範解答は119〜122頁に示す）

Step 4　看護目標・看護上の問題の抽出・期待される結果・ケアプラン

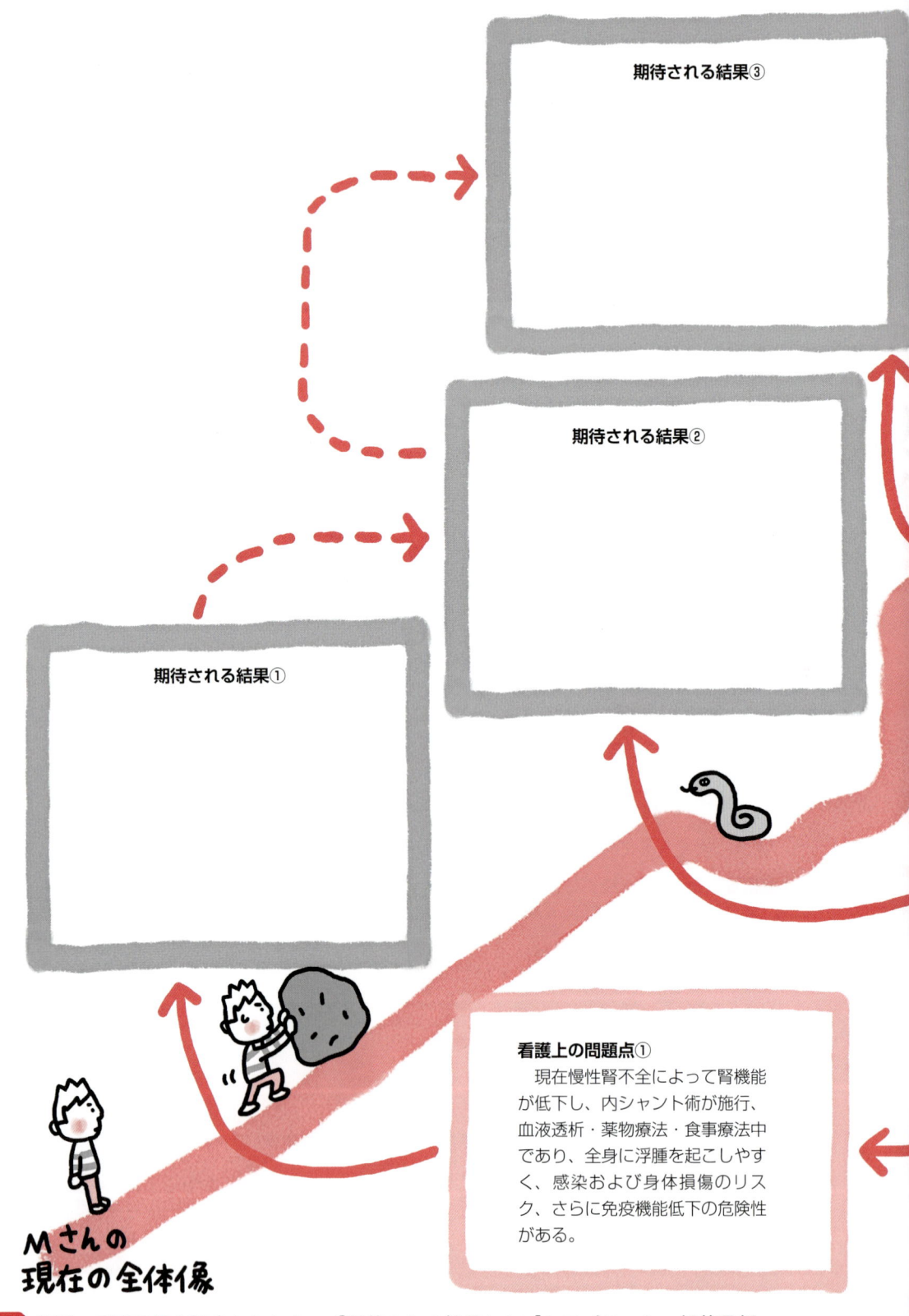

看護目標・看護上の問題の抽出・期待される結果・ケアプラン

期待される結果③

期待される結果②

期待される結果①

看護上の問題点①
　現在慢性腎不全によって腎機能が低下し、内シャント術が施行、血液透析・薬物療法・食事療法中であり、全身に浮腫を起こしやすく、感染および身体損傷のリスク、さらに免疫機能低下の危険性がある。

Mさんの
現在の全体像

図7 短期の看護目標を設定したときの「期待される結果」と「ケアプラン」の解答用紙

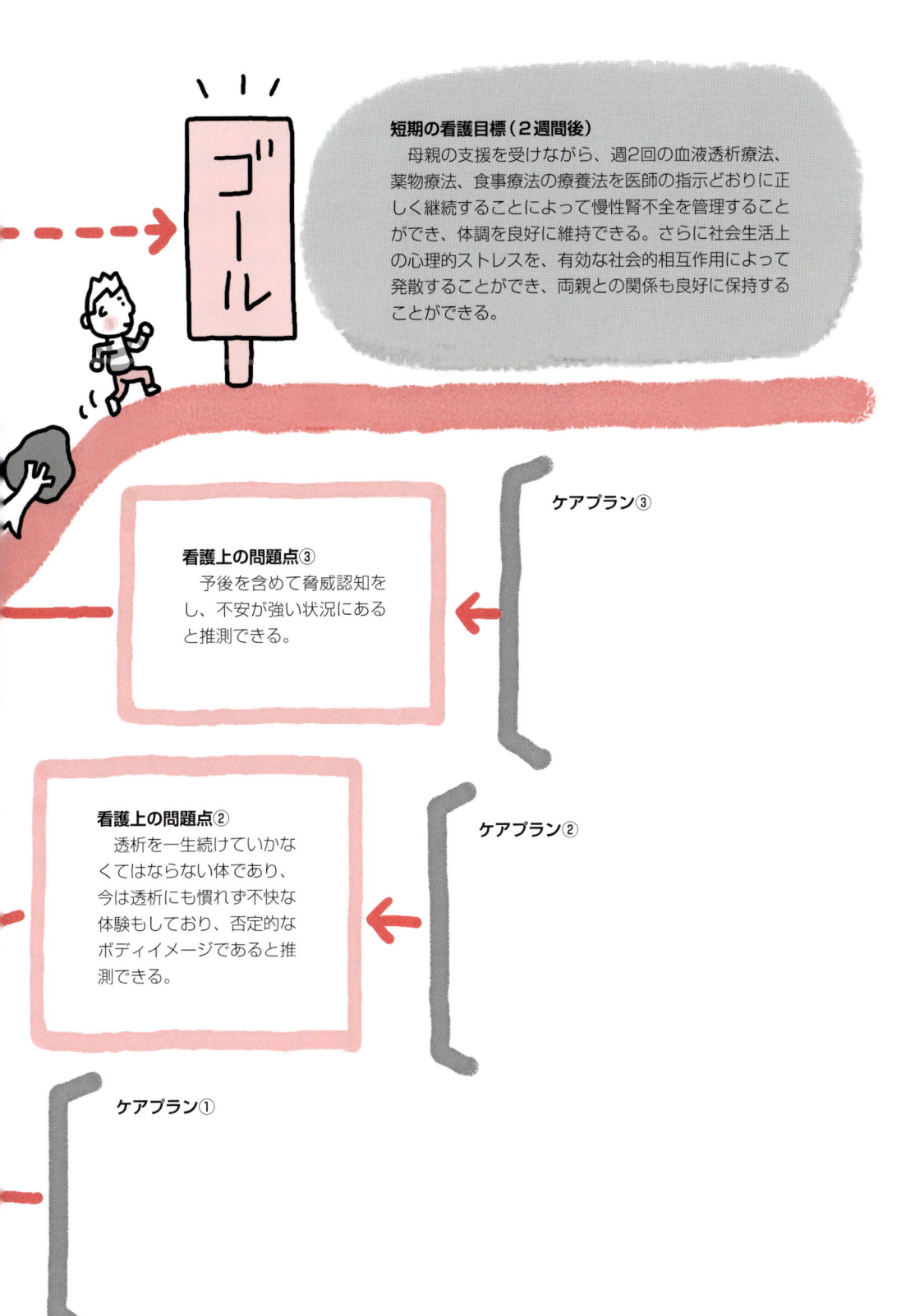

期待される結果とケアプラン

短期の看護目標（2週間後）
　母親の支援を受けながら、週2回の血液透析療法、薬物療法、食事療法の療養法を医師の指示どおりに正しく継続することによって慢性腎不全を管理することができ、体調を良好に維持できる。さらに社会生活上の心理的ストレスを、有効な社会的相互作用によって発散することができ、両親との関係も良好に保持することができる。

ケアプラン③

看護上の問題点③
　予後を含めて脅威認知をし、不安が強い状況にあると推測できる。

ケアプラン②

看護上の問題点②
　透析を一生続けていかなくてはならない体であり、今は透析にも慣れず不快な体験もしており、否定的なボディイメージであると推測できる。

ケアプラン①

Step 4　看護目標・看護上の問題の抽出・期待される結果・ケアプラン

看護目標・看護上の問題の抽出・期待される結果・ケアプラン

期待される結果②

期待される結果①

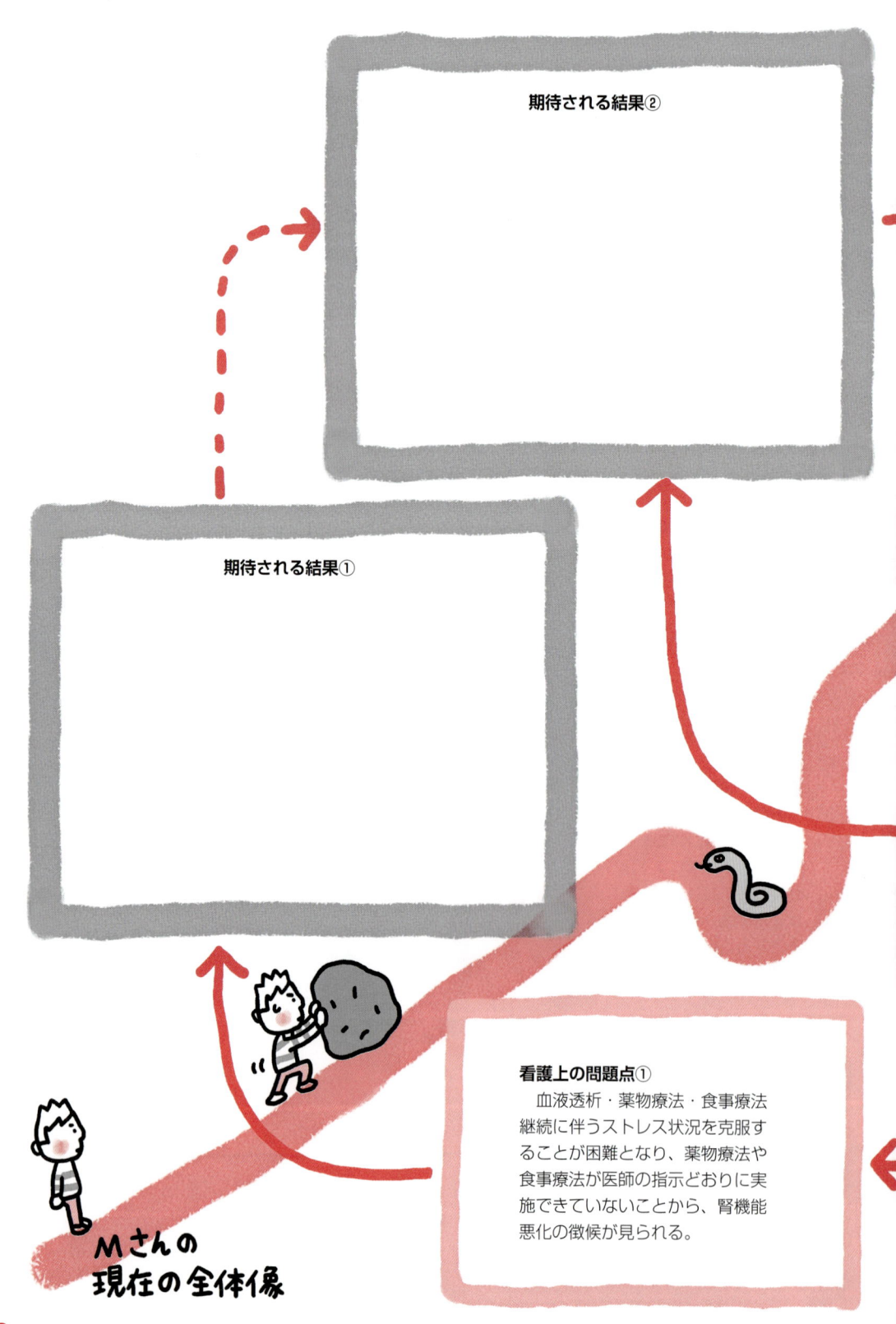

看護上の問題点①
　血液透析・薬物療法・食事療法継続に伴うストレス状況を克服することが困難となり、薬物療法や食事療法が医師の指示どおりに実施できていないことから、腎機能悪化の徴候が見られる。

Mさんの現在の全体像

図8 長期の看護目標を設定したときの「期待される結果」と「ケアプラン」の解答用紙

期待される結果とケアプラン

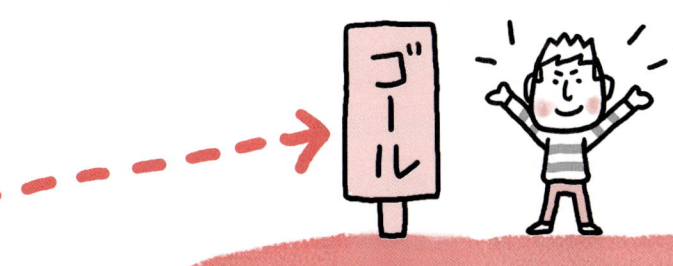

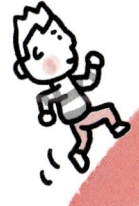

長期の看護目標（1年後）
　フレックスタイムを導入して仕事を無理のない範囲で行いながら、週2回の血液透析療法、薬物療法、食事療法の療養法を医師の指示どおりに正しく継続することによって慢性腎不全を管理することができ、体調を良好に維持できる。休日等を利用して、趣味や友人関係を発展させ、自尊感情を高めることができ、両親の支援がなくても自立していけるような生活状況を獲得することができる。

ケアプラン②

看護上の問題点②
　慢性疾患をもっていることで、一社会人として自尊感情を高めることができず、将来の人生設計に不安をもっている。

ケアプラン①

Step 4　看護目標・看護上の問題の抽出・期待される結果・ケアプラン

トレーニングの解答

【トレーニング⑧・⑨・⑩】の解答はあくまで1つのサンプルで、筆者なりに考えたものです。ですから、正解というものではなく、意見として受けとめてください。筆者は読者の皆さんが自由にユニークに考えてくださることを願っています。

＊

看護目標を考える時点は、[28歳現在]です。設定時点のMさんは製薬会社研究所に勤務するという社会生活をしながら慢性腎不全を、血液透析療法、薬物療法、食事療法によって管理しています。

■トレーニング⑧（103頁）の解答■

1．短期の看護目標（2週間後）

母親の支援を受けながら、週2回の血液透析療法、薬物療法、食事療法の療養法を医師の指示どおりに正しく継続することによって慢性腎不全を管理することができ、体調が良好に維持できる。さらに社会生活上の心理的ストレスを、有効な社会的相互作用によって発散することができ、両親との関係も良好に保持することができる。

2．長期の看護目標（約1年後）…29歳になっていると想定する

フレックスタイムを導入して仕事を無理のない範囲で行いながら、週2回の血液透析療法、薬物療法、食事療法の療養法を医師の指示どおりに正しく継続することによって慢性腎不全を管理することができ、体調が良好に維持できる。休日等を利用して、趣味や友人関係を発展させ、自尊感情を高めることができ、両親の支援がなくても自立していけるような生活状況を獲得することができる。

■トレーニング⑨（107頁）の解答■

1．短期の看護目標を設定した場合の看護上の問題（2週間後）

以下の看護上の問題は優先するものから順に挙げていきます。

①現在慢性腎不全によって腎機能が低下し、内シャント術が施行、血液透析・薬物療法・食事療法中であり、全身に浮腫を起こしやすく、感染および身体損傷のリスク、さらに免疫機能低下の危険性がある。

②透析を一生続けていかなくてはならない体であり、今は透析にも慣れず不快な体験もしており、否定的なボディイメージであると推測できる。

③予後を含めて脅威認知をし、不安が強い状況にあると推測できる。

2．長期の看護目標を設定した場合の看護上の問題（約1年後）…29歳になっていると想定する

①血液透析・薬物療法・食事療法継続に伴うストレス状況を克服することが困難となり、薬物療法や食事療法が医師の指示どおりに実施できていないことから、腎機能悪化の

徴候が見られる。

②慢性疾患をもっていることで、一社会人として自尊感情を高めることができず、将来の人生設計に不安をもっている。

トレーニング⑩（113頁）の解答

表1〜表5を見てください。全貌を表で示してみました。

［期待される結果］［ケアプラン］はできるだけ具体的に書くことが必要です。なぜなら、［期待される結果］は、現場で実施する［ケアプラン］の評価の指標になるわけですから、看護師が観察やコミュニケーションによってキャッチできるくらい具体的で現実的な項目を出す必要があります。

同時にこれら［期待される結果］をめざして行う［ケアプラン］にしても、それを見て看護師がすぐに行動化できるほど、具体的で現実的な項目でなければなりません。

理論的に考えると、短期の看護目標は、看護上の問題①、②、③に対するケアプランを行うことによって、それぞれの期待される結果がすべて導き出されたときに達成できることになります。同様に、長期の看護目標は、看護上の問題①、②に対するケアプランを行うことによって、それぞれの期待される結果がすべて導き出された時点で達成できることになります。

さて、読者の皆さんのできは、いかがでしたか。

表1 短期の看護目標・看護上の問題①に相当する期待される結果とケアプラン

看護目標
母親の支援を受けながら、週2回の血液透析療法、薬物療法、食事療法の療養法を医師の指示どおりに正しく継続することによって慢性腎不全を管理することができ、体調を良好に維持できる。さらに社会生活上の心理的ストレスを、有効な社会的相互作用によって発散することができ、両親との関係も良好に保持することができる。

看護上の問題	期待される結果	ケアプラン
現在慢性腎不全によって腎機能が低下し、内シャント術が施行、血液透析・薬物療法・食事療法中であり、全身に浮腫を起こしやすく、感染および身体損傷のリスク、さらに免疫機能低下の危険性がある。	1）①【チェックリスト】に1日食べた内容（3食・間食・酒類等すべて）を正確に記載できる。 ②【チェックリスト】に1日食べた内容（3食・間食・酒類等すべて）を指導者の助言なしで記載できる。 2）①【チェックリスト】の評価の中でも、タンパク質と塩分の計算が正確にでき、評価できる。	日時：Mさんの外来受診日 場所：外来の看護相談室（個室） 具体的な方法：1名の看護師との話し合い（面談） 1）食事療法を、毎日どのように行っているのかを、具体的に聞く。ただ聞くのでは把握しきれない。【チェックリスト】を渡して、昨日の1日分についてその場で記載してもらう。なお、記載方法については適宜指導する。 2）記載した【チェックリスト】を見ながら、評価方法を指導する。

看護目標・看護上の問題の抽出・期待される結果・ケアプラン

(表1のつづき)

	②【チェックリスト】の評価のなかでも、カロリー計算が正確にでき、評価できる。 ③【チェックリスト】の評価のなかでも、栄養素のバランスが評価できる。 ④【チェックリスト】の評価が、指導者の助言なしで記載できる。	
	3) ①毎日、会社や外出から自宅へ戻ってきたら、すぐに、手洗いとうがいを実施することができる。 ②シャントを造設している腕は、着衣でおおいをすることと、重い荷物などは持たないようにすることができる。 ③なるべく人混みは避け、人混みのある場所へどうしても行かなくてはならないときには、マスクを装着することができる。	3) 感染を起こしやすい状況であることを指導し、感染を予防する行動として、マスクやうがいの励行を指導する。

表2 短期の看護目標・看護上の問題②に相当する期待される結果とケアプラン

看護目標
母親の支援を受けながら、週2回の血液透析療法、薬物療法、食事療法の療養法を医師の指示どおりに正しく継続することによって慢性腎不全を管理することができ、体調を良好に維持できる。さらに社会生活上の心理的ストレスを、有効な社会的相互作用によって発散することができ、両親との関係も良好に保持することができる。

看護上の問題	期待される結果	ケアプラン
透析を一生続けていかなくてはならない体であり、今は透析にも慣れず不快な体験もしており、否定的なボディイメージであると推測できる。		日時：Mさんの外来受診日 場所：外来の看護相談室（個室） 具体的な方法：1名の看護師との話し合い（面談）
	1) ①透析に伴う不快な症状を、医師や看護師の医療従事者に訴えることができる ②同病者から透析を継続するうえで出くわす恐れがある身体的な問題を聞くことができる。	1) ①透析中に不快な症状が出現したら、医療従事者に訴えるように指導する。 ②今後出くわすかもしれない身体的な問題を同病者から聞けるように、同病者を紹介し、話をする機会を提供する。
	2) ①透析を継続するしかない体であることを受け入れるような発言が聞かれる。 ②透析を継続するしかない自らのボディイメージを表出することができる。	2) 透析しなければならないMさん自身のボディイメージを表出する場をつくり、否定的な体への受けとめを表出できるような受容的な態度で傾聴する。

表3 短期の看護目標・看護上の問題③に相当する期待される結果とケアプラン

看護目標
母親の支援を受けながら、週2回の血液透析療法、薬物療法、食事療法の療養法を医師の指示どおりに正しく継続することによって慢性腎不全を管理することができ、体調が良好に維持できる。さらに社会生活上の心理的ストレスを、有効な社会的相互作用によって発散することができ、両親との関係も良好に保持することができる。

看護上の問題	期待される結果	ケアプラン
予後を含めて脅威認知をし、不安が強い状況にあると推測できる。		日時：Mさんの外来受診日 場所：外来の看護相談室（個室） 具体的な方法：1名の看護師との話し合い（面談）
	1）起こる可能性がある合併症や副作用を正しく理解できる。それを避けるためにできる予防行動を正しく理解し、行動がとれる。	1）両親を含めて、透析を続けるうえで出くわすことが推測される合併症や副作用の説明を行う。
	2）抱えている不安な気持ちを看護師に表出することで、心理的な安寧を得ることができる。	2）今後の不安な気持ちを看護師に吐露できるように、治療的関係をもつ。

表4 長期の看護目標・看護上の問題①に相当する期待される結果とケアプラン

看護目標
フレックスタイムを導入して仕事を無理のない範囲で行いながら、週2回の血液透析療法、薬物療法、食事療法の療養法を医師の指示どおりに正しく継続することによって慢性腎不全を管理することができ、体調を良好に維持できる。休日等を利用して、趣味や友人関係を発展させ、自尊感情を高めることができ、両親の支援がなくても自立していけるような生活状況を獲得することができる。

看護上の問題	期待される結果	ケアプラン
血液透析・薬物療法・食事療法継続に伴うストレス状況を克服することが困難となり、薬物療法や食事療法が医師の指示どおりに正確に実施できていないことから、腎機能悪化の前兆が見られる。	1）①慢性腎不全という病気は完治することがなく、病気とともに生涯つき合って管理するんだというニュアンスの言動が見られる。 ②慢性腎不全のDVD（シリーズ）にコミットメントしている姿勢が伺える。 ③闘病記に感動し、共感している姿勢が見られる。	日時：Mさんの外来受診日 場所：外来の看護相談室（個室） 具体的な方法：1名の看護師との話し合い（面談） 1）①慢性腎不全に関する正確な知識を段階的に継続して教育・指導する。 ②慢性腎不全に関する病院のDVD（シリーズ）を貸し出して、自宅で見てもらうように指導する。 ③慢性腎不全の患者さんが書いた闘病記を貸し出して読んでもらう。

（表4のつづき）

	2）食事の【チェックリスト】の記載および評価が継続してできる。	2）療養法に油断が生じないように、食事の【チェックリスト】の記載および評価を継続して指導・助言する。
	3）療養法継続に伴うストレスの対処方法を考えることができる。 　a．友人とカラオケに行く 　b．友人とドライブに行く 　c．たまには家族旅行を計画して実行する	3）療養法の継続に伴うストレスを発散するための対処方法をともに考えて、できる範囲で実行できるように、家族に相談をもちかけたり、友人に協力を求めたりするように、助言する。

表5　長期の看護目標・看護上の問題②に相当する期待される結果とケアプラン

看護目標

フレックスタイムを導入して仕事を無理のない範囲で行いながら、週2回の血液透析療法、薬物療法、食事療法の療養法を医師の指示どおりに正しく継続することによって慢性腎不全を管理することができ、体調を良好に維持できる。休日等を利用して、趣味や友人関係を発展させ、自尊感情を高めることができ、両親の支援がなくても自立していけるような生活状況を獲得することができる。

看護上の問題	期待される結果	ケアプラン
慢性疾患をもっていることで、一社会人として自尊感情を高めることができず、将来の人生設計に不安をもっている。		日時：Mさんの外来受診日 場所：外来の看護相談室（個室） 具体的な方法：1名の看護師との話し合い（面談）
	1）①自尊感情を維持することができている発言が見られる。 ②職場で成功した体験を語ることができている。	1）社会人として製薬会社研究所で一人前に働くことができていることに自信をもつように、励ます。
	2）29歳男性としての将来設計を少しずつ語り始めている。	2）透析・食事療法・薬物療法を順守することができる限り、将来の人生設計をハンディなく考えることができると助言をする。

Step 5

実　践

- ステップ1 情報収集
- ステップ2 分析的なアセスメント
- ステップ3 全体像の描写
- ステップ4 看護目標／看護上の問題の抽出／期待される結果／ケアプラン
- ステップ5 実践
- ステップ6 評価

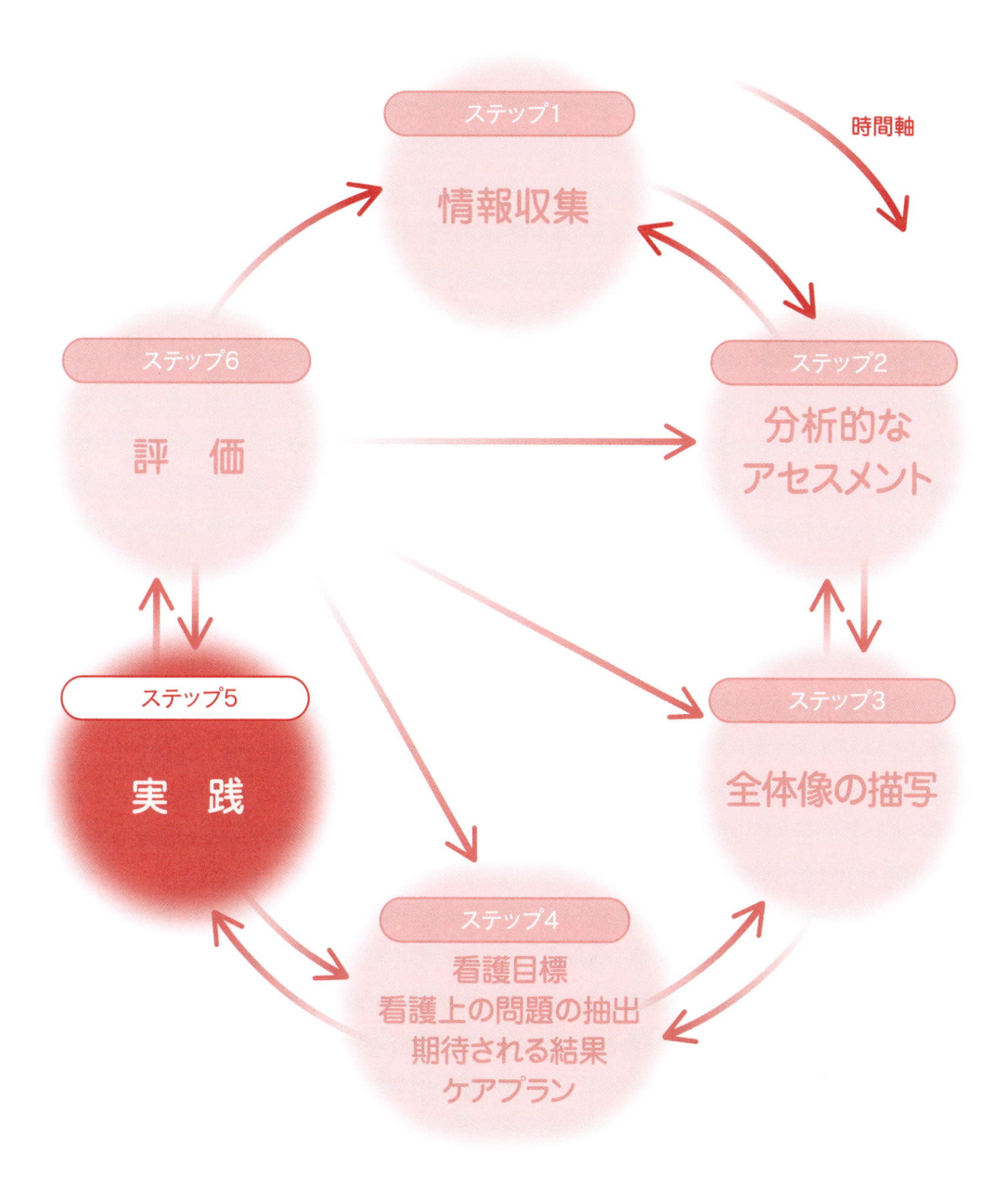

時間軸

実践

ケアプランを実践する

［実践］のステップは、個々の患者さんにとって
どのような［ケアプラン］を実施するかによってさまざまなものになります。
ここでは1つの例を考えてみましょう。

　［実践］のステップは、書籍の紙面ではMさんという生身の人を相手にケアするには限界があるので、十分に取り扱えないと思います。この点は読者の皆さんにもご理解いただけると思います。

　しかしながら、考えられる範囲で、この［実践］のステップについても解説を加えていきたいと思います。

Mさんにケアプランを実施する場面を仮に想定してみよう！

　さて、Mさんは現時点では社会生活をしています。ですから、私たち看護師がMさんにケアプランを実施するために接することができる場面は、おのずと限定されてきます。

　Mさんは今入院しているわけではありません。例えば、Mさんが透析日以外に、1か月に1回くらいの割合で、定期的に内科外来に通院していると仮定します。とすると、私たち看護師は、内科外来の近くに設置されている看護相談室でケアプランを実施することができます。あるいは、病院の「訪問看護ステーション」などが完備していれば、Mさんの自宅を訪問したときに、ケアプランを実施することができます。

　私たち看護師は、急性期の治療を受けている入院患者さんには、毎日のように接することができます。ですから、ケアプランも比較的容易に実施できると思います。しかしながら、Mさんのように社会生活を営みながら慢性疾患をもっている患者さんには、せっかく考えたケアプラン自体、実施できる機会を看護師が積極的にもとうとしなければもてないという、現在の日本の保健医療の問題があることも知っていてほしいと思います。慢性疾患の患者さんにケアプランを実施できる率の高い場所は現在のところ、外来です。しかし、現在の外来看護の実態はどうでしょうか。事務的な作業が外来看護師業務のほとんどを占めているように思われます。

　これでは、Mさんのような人が外来に訪れて、ケアプランを実施するのに絶好の機会が私たち看護師に訪れても、その機会を無にしてしまいます。あるいは、外来の看護師が、施設規模によっては何百人から何千人も来院してくる患者さんをどれくらい知っているだろうかという点については疑問があります。

Mさんが外来にやってきた！

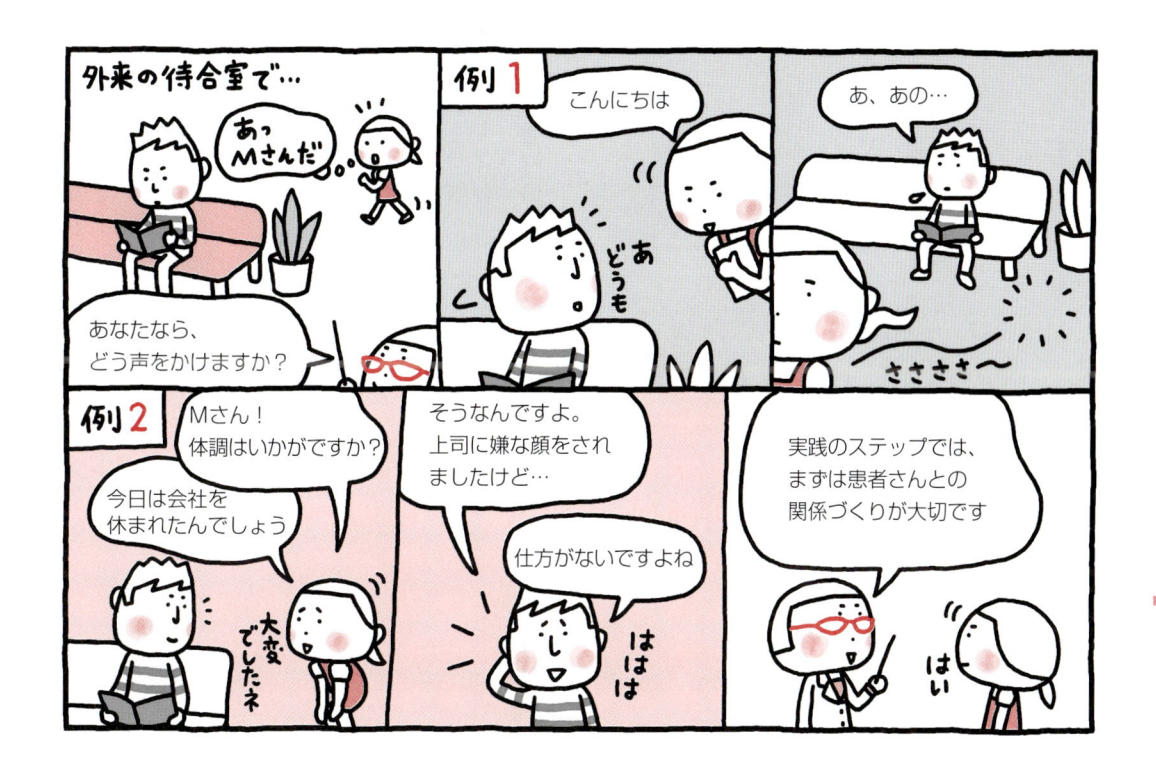

しかしながら、現状は現状として、ここでは、仮に119～122頁の表1～5で考えたような［ケアプラン］および［期待される結果］を、看護相談室という場所で私たち看護師が計画していると想定して進めていきましょう。

Mさんを全体像から推察すると、会社には9時～17時まで勤務しています。休みは隔週土曜日と日曜日です。普通の病院の外来は日曜日や祝日は受け付けてもらえません。ですから、Mさんが外来に通院しようと思えば、ウイークデイに休みをとらなければ来られないわけです。

休みを取るためには、Mさんの勤めている会社の上司に理由を言って理解してもらわなければなりません。慢性腎不全という病気は治癒する病気ではありませんので、定期的に通院しなければなりません。そのことも職場の上司に理解してもらわなければなりません。ですから、看護相談室で私たち看護師の前に現れるMさんは、病院へ来るためにはそれなりの苦労があったはずです。Mさんは日常生活を変化させているわけです。この日は休暇をとって来ているのでしょう。病院に受診するために休暇をとっているわけですから、Mさんの年次有給休暇は受診回数分、削られてしまうわけです。

そのことで、心理的なストレスを抱えているかもしれません。上司に文句のひとつも言われているかもしれません。ですから、Mさんの「外来通院行動」はそれなりに高く評価されるべきです。

実 践

　慢性疾患の患者さんが外来へ来るのは当たり前！というような冷たい見方ではなく、人が日常送っている生活とは異なった行動をとるからには、それなりの苦労が伴っていることを理解し、受診行動を肯定的に見ることも大切です。

　Мさんは、定期的に受診することを自分にとって重要なこと、絶対に行かなくてはいけないと考えているからこそ、外来に来ているのです。もしも受診を軽く見ていたら、おそらく私たち看護師の前に現れることもないでしょう。

　Мさんは今私たち看護師の前に現れたのですから、まずはМさんが受診行動をとれている点を評価してあげる姿勢が大切です。高く評価することによって、次からの外来受診行動にも影響を及ぼすはずです。

　さて、Мさんが内科外来の待合室に座っています。私たち看護師はМさんに119～122頁の表1～5に示したケアプランを今日から実施したいと考えています。

　さて、ここでトレーニングをしてみましょう。

▸ トレーニング⑪ ◂

　皆さんが、内科外来の待合室にいるМさんに接する場面を想定してみてください。まずどのように声をかけますか。

　また、表1～5（199～122頁）のケアプランをМさんに実施していくうえで考慮しなければならないことに、例えば、どのようなことがありますか？　今考えられることだけでも、解答欄に挙げてみてください。（模範解答は127頁に示す）

日時	事実状況の記述
9/11 10：00	※皆さんがМさんと接する場面です。場所は内科外来の待合室です。 Мさんは待合室の椅子に座って受診の順番を待っています。 さあ、以下の空欄に、あなたの対応の仕方などすべて書いてみてください。

トレーニングの解答

トレーニング⑪の模範解答

　黒田看護師がMさんと接している場面の[事実状況の記述]を 表1 に示してみました。皆さんはどのように書かれたでしょうか。表1の、とりわけ黒田看護師のコミュニケーションの内容に注目して見てください。

　黒田看護師はできるだけMさんの体験に近づく努力をしています。Mさんもはじめは無関心な表情でしたが、自分に関心をもってくれている看護師のコミュニケーションのなかに入ってくるように変化しています。

　もしも、Mさんの体験に興味をもっていないようなそっけないコミュニケーションを看護師が行ったらどうでしょうか。おそらくMさんは、看護師との話し合いを嫌がり、拒否したのではないでしょうか。

　看護師のコミュニケーションのもっていき方しだいで、肯定的な結果を招くことができるでしょうし、逆に否定的な結果を招いたりすることも当然考えられます。

　私たち看護師は、[ケアプラン]の対象がどのような人で、どのような体験をしているのかを十分に知ったうえで関心をもっている

表1　内科外来の待合室で、黒田看護師（K）がMさんと接している場面

日　時	事実状況の記述	左記のアセスメント（解釈、判断、推理・推論）
9/11 10:00	まず「K：Mさん、久しぶりですね。お元気ですか？」と待合室で退屈そうに座っているMさんに声をかけた。Mさんは「ああ、どうも…」と言うだけで無関心そうな表情を見せる。そこで、「K：今日は会社は休まれて来られたのでしょう？　大変ですよね。月に１回でも…」と言ってみた。すると、Mさんは即「そうなんですよね。上司に嫌な顔をされたけど、外来に来ないと仕方ないしね。これだけはしょうがないって自分に言い聞かせているんです」と、外来に来るまでの大変な思いを少しだけ匂わせた。ここで、ケアプランのほうに話を誘導したいと考え、次のように言ってみた。 「K：Mさん、今日は受診のあと30分くらいお時間ありますか。もしもお時間があれば食事のことなどお聞きしたいと思っているですが…」 Mさんは先ほどの嫌な思いの話を聞いてもらえた看護師だということもあってだろうか、こちらの問いかけに素直に応じ、「M：ああ、今日はどうせ休みをもらってるから時間はありますよ、お願いします」と返事してくれた。	※この欄は患者さんの反応から解釈、判断、推理・推論できることを書きましょう。また、患者さんに対するあなたの言語的、非言語的なコミュニケーションの評価もできればしてみましょう。

Step 5　実　践

実　践

んだ、という態度や姿勢を見せながらはたらきかける必要があります。つまり、対象との関係づくりの土台を形成するのです。そのうえで、対象との意図的なコミュニケーションを行っていくのです。

　入念に計画した［ケアプラン］は、対象との関係をつくらなければ、おそらく有効に実施することはできません。

　［実践］のステップでは、やみくもに［ケアプラン］を実施していくのではありません。まずはMさんとの人間-対-人間の関係をどのように形づくっていけばよいのかを考え、関係づくりを行うことが大切です。表1に示しましたが、関係づくりは時間が長ければできるというものでもありません。もちろん、長期間を要する場合もあるかと思いますが。

　しかしながら、看護師の言葉のかけ方しだいで、Mさんは看護師のはたらきかけに応じるようになるのです。このような関係づくりを考慮しながら、［ケアプラン］は実施されていくのです。

Step 6

評 価

- ステップ1 情報収集
- ステップ2 分析的なアセスメント
- ステップ3 全体像の描写
- ステップ4 看護目標／看護上の問題の抽出／期待される結果／ケアプラン
- ステップ5 実践
- ステップ6 評価

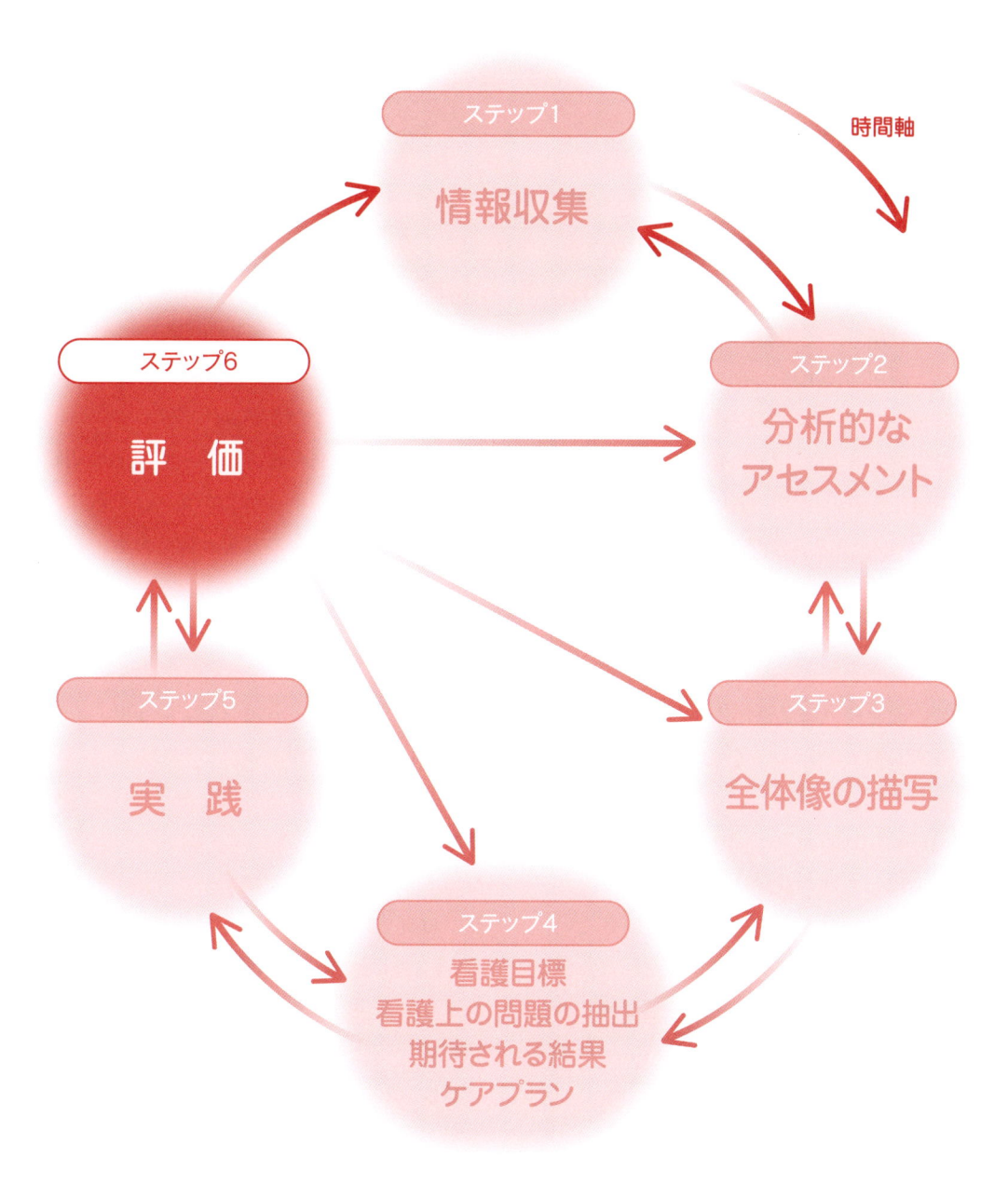

時間軸

評価

結果の実現を評価する

［期待される結果］が実現されたかどうかをみるのが［評価］のステップです。
評価によっては、ステップ1の［情報収集］にさかのぼって修正する必要も出てきます。
［看護過程］は常にダイナミックに動いているのです。

　いよいよ本当に最後の最後、［評価］のステップです。あとひとがんばりです。がんばってくださいね。

　さて、前項の［実践］のステップで、内科外来に受診のために訪れたMさんにケアプランを実施しました。Mさんとの対応のしかたも考慮に入れたはずです。ここでは、私たち看護師がMさんにケアプランを実施したと仮定して進めていきたいと思います。

　Mさんは現在1か月に1回だけ、内科外来に受診に訪れます。しかしながら、短期の看護目標の設定時点は2週間後としました。長期の看護目標の場合は設定時点を約1年後としましたので、1か月に1回のMさんの受診時の［評価］は問題なくできると思います。

　ここでは、短期の看護目標をめざした場合の［評価］に焦点をあてて解説していきたいと考えます。したがって、Mさんが私たち看護師のケアプランの実施の後、2週間後に再び外来に受診に来たと仮定して進めていきます。

短期の看護目標の達成に焦点を当てて評価をしてみよう！

　表1 を見てください。

　この表は、短期の看護目標・看護上の問題①・期待される結果・ケアプラン、それに、評価の欄を加えたものです。皆さんも、実習では［評価］の欄が含まれた［看護計画表］を使っていますね。ところが、評価の欄が日時の記載欄だけだったり、○×△というようなチェック欄だけだったりしていませんか。あるいは、評価欄があったとしても、スペースが狭くて字が十分に書けなかったりしていませんか。

　筆者は看護過程のなかでも［評価］のステップは非常に重要だと考えています。ですから、［看護計画表］に余裕がなければ、第1ステップで解説しましたが、18頁の表1［事実状況の記述］の用紙を使ってみてはどうでしょうか。改めて132頁の 表2 に示しました。

　この表のなかの事実状況の記述の欄に、読者の皆さんがケアプランの実施場面を書いて

● ● ● 結果の実現を評価する

表1 短期の看護目標・看護上の問題①・期待される結果とケアプラン・評価

看護目標
母親の支援を受けながら、週2回の血液透析療法、薬物療法、食事療法の療養法を医師の指示どおりに正しく継続することによって慢性腎不全を管理することができ、体調を良好に維持できる。さらに社会生活上の心理的ストレスを、有効な社会的相互作用によって発散することができ、両親との関係も良好に保持することができる。

看護上の問題	期待される結果	ケアプラン	日時	評価
現在慢性腎不全によって腎機能が低下し、内シャント術が施行、血液透析・薬物療法・食事療法中であり、全身に浮腫を起こしやすく、感染および身体損傷のリスク、さらに免疫機能低下の危険性がある。	1) ①チェックリストに1日食べた内容（3食・間食・酒類等すべて）を正確に記載できる。 ②チェックリストに1日食べた内容（3食・間食・酒類等すべて）を指導者の助言なしで記載できる。 2) ①チェックリストの評価のなかでも、タンパク質と塩分の計算が正確にでき、評価できる。 ②チェックリストの評価のなかでも、カロリー計算が正確にでき、評価できる。 ③チェックリストの評価のなかでも、栄養素のバランスが評価できる。 ④チェックリストの評価が、指導者の助言なしで記載できる。 3) ①毎日、会社や外出から自宅へ戻ってきたら、すぐに、手洗いとうがいを実施することができる。 ②シャントを造設している腕は、着衣でおおいをすることと、重い荷物などは持たないようにすることができる。 ③なるべく人混みは避け、人混みのある場所へどうしても行かなくてはならないときには、マスクを装着することができる。	日時：Mさんの外来受診日 場所：外来の看護相談室（個室） 具体的な方法：1名の看護師との話し合い（面談） 1) 食事療法を、毎日どのように行っているのかを、具体的に聞く。ただ聞くのでは把握しきれない。【チェックリスト】を渡して、昨日の1日分についてその場で記載してもらう。なお、記載方法については適宜指導する。 2) 記載した【チェックリスト】を見ながら、評価方法を指導する。 3) 感染を起こしやすい状況であることを指導し、感染を予防する行動として、マスクやうがいの励行を指導する。	前回から2週間後	1)と2)のケアの成果としては、チェックリストを持参していなかった。食事については、1週間分は記載していたようだ。仕事が忙しく、Mさんにしわ寄せがきているようだ。食事療法についてはサポートが得られていない。 →再度、ケアプランの1)と2)を実施していく必要がある。 3)については、手洗いとうがいは毎日実施できているようだ。ただし、付き合いで人混みのある場所に行くこともあるという。 →引き続き、ケアプランの3)を実施していく。

Step 6 評価

評 価

表2 記録のフォーマット

日　時	場　面	事実状況の記述 （データベース）	アセスメント

ください。そして、それに対応させて、アセスメント欄に、アセスメントとともに［評価］という視点も加えていくのです。

さて、表1を見ると一目瞭然ですが、［評価］は、［期待される結果］に対応させて行います。評価が実際にできるかどうか、あるいは、評価の結果が、再び看護過程全体にフィードバックできるか否かは、［期待される結果］にかかってくるわけです。この［期待される結果］は、［ケアプラン］に対応させて考えているわけですから、おのずと［ケアプラン］のできばえに影響されます。

また、この［ケアプラン］は、看護目標や看護上の問題に左右されるわけですから、着実にここまでのステップをこなせているかどうかが、結果として、看護過程全体に影響することになります。看護過程のすべてのステップで、どれだけ科学的で論理的な思考を着実に緻密にしているかがポイントだと言えます。

さて、それでは表2に戻って、いざ［評価］です。

Mさんは外来に受診してくるのですから、当然評価も煩雑な外来という場所で行わなくてはなりません。外来という場所で1人の患者さんの評価をするためには、それだけの時間的なゆとりも必要なわけです。あるいは、マンパワーも必要ですね。やはり、Mさんと看護師が1対1で向き合って話し合いをする時間を個室で30分でももたなければ、Mさんに役に立つ建設的な評価はできません。

現状に多くの問題がある点は、今後取り組まなくてはならない課題として先へいきましょう。

ケアプランの評価とは

ケアプランを2週間前に実施したとき、Mさんには、受診時には必ずチェックリストを持参するように指導してありました。

Mさんがこの2週間記載したチェックリストを私たち看護師は客観的に評価する必要があります。

Mさんの反応の例

まず、Mさんは受診時にチェックリストを持ってきませんでした。

普通は、「Mさん、どうしてチェックリストを持ってこなかったんですか？ あれほど持ってくるように言ったじゃないですか」と言ってしまいがちですね。

しかし、ここでの［評価］はあくまで、私たち看護師が実施したケアプランに対する結果として、期待される結果が、客観的にどの程度達成されているのかという視点でMさんの反応を科学的に査定するものなのです。Mさんが悪いのではないのです。悪いものがあるとすれば、私たち看護師が実施したケアプランが悪いのです。もっと言えば、私たちが描いたMさんの全体像が悪かったのかもしれません。

Mさんが外来受診時にチェックリストを持ってこなかったという行動は、私たち看護師がMさんを知るうえで重要な［事実データ］です。［看護過程］は常にダイナミックに動いているのです。絶えず、フィードバックしているのです。Mさんの反応はすべてが客観的にキャッチするべき［事実データ］です。

評価

　[評価]のステップにしても、基本的にはMさんを知るための手段という位置づけにあるとも考えられるわけです。

　話が横道にズレてしまいましたが、元に戻しましょう。なぜMさんはチェックリストを持ってこなかったのでしょうか。おのずと私たち看護師には、こういう疑問が生じてきます。その疑問を解くようなアプローチをMさんとの話し合いの場面で行う必要があるわけです。例えば、次のようになるでしょうか。

黒田看護師の場合

　Mさんは、外来受診時にいつもの表情ではなく、かなり緊張の面もちでした。黒田看護師はMさんのその表情をチラッと見ただけでどうしたのだろう、と思いました。そして、もしかしたら、Mさんはこの2週間、うまく食事ができなかったことを悔いているのではないかと直観しました。黒田看護師の予想どおり、Mさんはチェックリストをもってきていませんでした。

　黒田看護師は、Mさんに「ここ2週間ほどお仕事のほうが忙しかったのでしょう。お疲れの顔ですものね」と言いました。Mさんは、「すみません。せっかくこの前指導してもらったのに……」と、下を向いて黒田看護師の顔を見ようとしません。

　　K（黒田）「食事の記載はどうですか」
　　M「ああ、最近ちょっと忙しくて……」
　　K「ああ、そうですか。お仕事、大変ですよね」
　　M「ええ……」
　　K「毎日つけるのは大変ですよね」
　　M「めんどくさくなっちゃって……、食事を1食1食書くのは大変ですよ……、あんなに複雑じゃあ、やっぱり続かないよ。最近事務員が代わってしまって……めんどうになっちゃって……。1週間前まではね、それでも書いてはいたんですよ……その後がね、続かなくて……」
　　K「まあ、1週間は書けたんですね。それはスゴイわ。持ってきていただければよかったのに。それで十分ですよ。今度はたとえ書けなくてももってきていただけますか。今日はここ2週間のお食事を簡単にうかがってもよろしいでしょうか」

　ここまで話をしてきて、黒田看護師はMさんに関して以下の[事実データ]を得ました。

・Mさんの仕事は、事務員が代わって、Mさんにしわ寄せがきているようだ。
・Mさんは、1週間はチェックリストに記載できた。が、その後継続できなかった。
・Mさんは食事療法に関しては、誰にもサポートしてもらっていないようだ。あるいは、Mさん自身サポートを得ようと努力していないようだ。

　以上のようなMさんの反応のすべては、実施したケアプランを客観的に[評価]していく際の貴重な材料となります。ここのところを間違えないでください。重要な点です。
　例えば、上記の対応で黒田看護師がMさんを責めたり、Mさんの悪い部分をいきなり指摘するようなコミュニケーションをとっていたら、Mさんは本音を出してくれないでしょう。

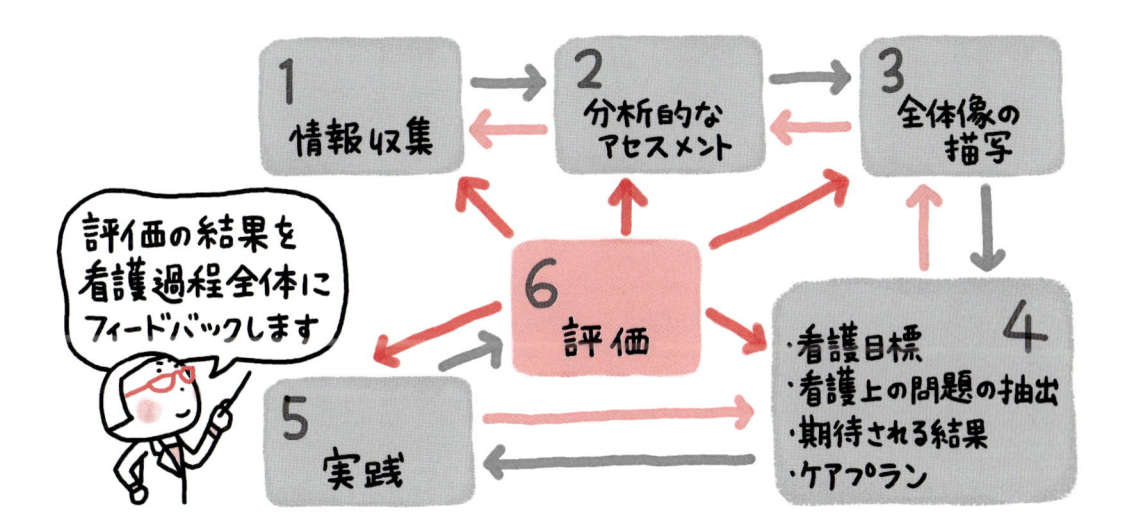

```
   1          2           3
情報収集 → 分析的な → 全体像の
         アセスメント     描写
              ↑
              6
           評価
              ↓
   5          4
  実践    ・看護目標
         ・看護上の問題の抽出
         ・期待される結果
         ・ケアプラン
```

評価の結果を看護過程全体にフィードバックします

　Mさんが黙ってしまって、拒否的な態度を示すようなことになれば、Mさんに対して今後新たな看護ケアを実施していくうえで、マイナスになってしまうのです。

　上記のようなMさんの反応から考えると、2週間前に実施したケアプランにはかなり無理があったという評価ができます。このような場合、当然、ケアプランは変更される必要があります。

　どのように変更するかについては、再び新しく得たMさんの［事実データ］をもとにアセスメントを行い、Mさんの全体像を修正しなくてはなりません。そのうえで、看護目標を修正し、看護上の問題を修正し、そして、期待される結果、ケアプランを修正するのです。つまり、看護過程の全ステップに、新たな修正を行うわけです。単に一部分だけ修正すればよいような場合もあると思います。しかし、今回のMさんの場合は、［事実データ］からアセスメントした結果を、看護過程のすべてのステップに還元させる必要がありそうです。

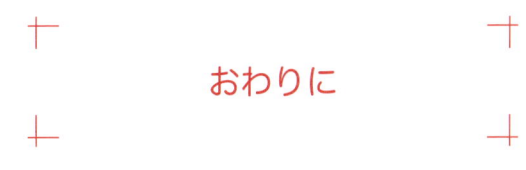

おわりに

　気の遠くなるような長い行程を何度も繰り返し、看護過程を使って、私たち看護師は看護を行っていくのです。それをご理解いただけたでしょうか。

　どうか、がんばって真の看護ケアを1人1人の患者さんに実施していってください。看護ケアの質が患者さん、いえ、国民の1人1人に高く評価される日を願ってやみません。

索引

欧文

Aデータ（assessment data）・・・・ 13
care ・・・・・・・・・・・・・・・・・・・・・・・・・・・・・ 100
cure ・・・・・・・・・・・・・・・・・・・・・・・・・・・・・ 100
NANDA-I ・・・・・・・・・・・・・ 28, 47, 104
NIC ・・・・・・・・・・・・・・・・・・・・・・・・・・・・・ 104
NOC ・・・・・・・・・・・・・・・・・・・・・・・・・・・・ 104
Oデータ（objective data）・・・・・・・ 13
PONR（problem oriented nursing record） ・・・・・・・・・・・・・・・・・・・・・ 13
Sデータ（subjective data）・・・・・・ 13

和文

あ

アセスメント ・・・・・・・・・・・ 24, 30, 34
　──の視点 ・・・・・・・・・・・・・・・・・・・ 53
アブデラ ・・・・・・・・・・・・・・・・・・・・・・・ 47
安全／防御 ・・・・・・・・・・・・・・・・ 53, 63
安楽 ・・・・・・・・・・・・・・・・・・・・・・・・ 53, 75

い

医学的な観点 ・・・・・・・・・・・・・・・ 24, 25
医学的な情報 ・・・・・・・・・・・・・・・・・・ 25
医学的な知識 ・・・・・・・・・・・・・・・ 27, 50
医学的なデータ ・・・・・・・・・・・・・ 12, 32
医学的な問題 ・・・・・・・・・・・・・・・・・ 105
意思決定過程 ・・・・・・・・・・・・・・・・・・・ 6
痛み ・・・・・・・・・・・・・・・・・・・・・・・・・・・ 75
一元論的 ・・・・・・・・・・・・・・・・・・・・・・・ 82
癒し ・・・・・・・・・・・・・・・・・・・・・・・・・・ 100
因果関係 ・・・・・・・・・・・・・・・・・・・・・・・ 88

え

栄養 ・・・・・・・・・・・・・・・・・・・・・・・ 50, 57
エネルギー平衡 ・・・・・・・・・・・・・・・・ 60

お

応用科学 ・・・・・・・・・・・・・・・・・・・・・・・ 39

か

解決方法 ・・・・・・・・・・・・・・・・・・・・・・・・ 5
介護役割 ・・・・・・・・・・・・・・・・・・・・・・・ 64
解釈 ・・・・・・・・・・・・・・・・・・・ 13, 30, 39
外皮系機能 ・・・・・・・・・・・・・・・・・・・・・ 59
外来 ・・・・・・・・・・・・・・・・・・・・・・・・・・ 124
　──受診 ・・・・・・・・・・・・・・・・・・・ 133
外来看護師 ・・・・・・・・・・・・・・・・・・・ 124
会話 ・・・・・・・・・・・・・・・・・・・・・・・・・・・ 24
科学 ・・・・・・・・・・・・・・・・・・・・・・・・・・・ 38
科学的な思考能力 ・・・・・・・・・・・・・・・ 8
科学的なアセスメント ・・・・・・・・・・ 30
科学的な思考 ・・・・・・・・・・・・・・・ 30, 32

仮説 ・・・・・・・・・・・・・・・・・・・・・・・・・・・・ 5
仮説検証過程 ・・・・・・・・・・・・・・・・・・・・ 5
家族関係 ・・・・・・・・・・・・・・・・・・・ 50, 64
価値観 ・・・・・・・・・・・・・・・・・・・・・ 53, 74
価値観／信念／行動の一致 ・・・・・・ 75
活動／運動 ・・・・・・・・・・・・・・・・・・・・・ 60
活動／休息 ・・・・・・・・・・・・・・・・ 50, 60
感覚／知覚 ・・・・・・・・・・・・・・・・・・・・・ 62
環境的安楽 ・・・・・・・・・・・・・・・・ 53, 75
関係づくり ・・・・・・・・・・・・・・・・・・・ 127
看護アセスメント ・・・・・・・・・・・・・・・ 5
看護アセスメントフレームワーク
　 ・・・・・・・・・・・・・・・・・・・・・・・・・・・・・ 47
看護援助 ・・・・・・・・・・・・・・・・・・・・・ 104
看護介入分類 ・・・・・・・・・・・・・・・・・ 104
看護記録 ・・・・・・・・・・・・・・・・・・・・・・・ 12
看護ケアの質の向上 ・・・・・・・・・・・・ 39
看護計画 ・・・・・・・・・・・・・・・・・・・・・・・ 98
看護計画表 ・・・・・・・・・・・・・・・・・・・ 130
看護実践の科学化 ・・・・・・・・・・・・・・ 38
看護師のアイデンティティ ・・・・・ 107
看護上の問題 ・・・・・・・・ 105, 107, 112
　──の抽出 ・・・・・・・・・・・・・・・・・・ 97
看護診断 ・・・・・・・・・・・・・・・・・ 28, 104
看護診断名 ・・・・・・・・・・・・・・・・・・・ 104
看護成果分類 ・・・・・・・・・・・・・・・・・ 104
看護的な視点 ・・・・・・・・・・・・・・・ 25, 84
看護目標 ・・・・・・・・・・・・・・・・・・ 98, 112
　──の設定の手順 ・・・・・・・・・・・ 101
観察 ・・・・・・・・・・・・・・・・・・・・・・・・・・・・ 9
観察力 ・・・・・・・・・・・・・・・・・・・・・・・・・ 16
感染 ・・・・・・・・・・・・・・・・・・・・・・・・・・・ 63
関連因子 ・・・・・・・・・・・・・・・・・・・・・ 104
関連情報 ・・・・・・・・・・・・・・・・・・・・・・・ 57

き

既往歴 ・・・・・・・・・・・・・・・・・・・・・・・・・ 25
機械論的な見方 ・・・・・・・・・・・・・・・・ 83
危険環境 ・・・・・・・・・・・・・・・・・・・・・・・ 63
記述 ・・・・・・・・・・・・・・・・・・・・・・・・・・・ 92
期待される結果 ・・・・・・・・・・・ 112, 133
客観性 ・・・・・・・・・・・・・・・・・・・・・・・・・ 15
客観的事実 ・・・・・・・・・・・・・・・・・・・・・ 15
客観的なデータ ・・・・・・・・・・・・・・・・ 13
客観的な情報 ・・・・・・・・・・・・・・・・・・ 33
吸収 ・・・・・・・・・・・・・・・・・・・・・・・・・・・ 57
吸収機能 ・・・・・・・・・・・・・・・・・・・・・・・ 57
脅威認知 ・・・・・・・・・・・・・・・・・・・・・・・ 92
記録 ・・・・・・・・・・・・・・・・・・・・ 9, 12, 34
　──のフォーマット ・・・・・・・・・・ 18
記録物 ・・・・・・・・・・・・・・・・・・・・・ 12, 24
記録用紙 ・・・・・・・・・・・・・・・・・・・・・・・ 17

け

ケアプラン ・・・・・・・・・・・・ 112, 124, 130

経済学的な知識 ・・・・・・・・・・・・・・・・ 27
健康管理 ・・・・・・・・・・・・・・・・・・・・・・・ 64
健康自覚 ・・・・・・・・・・・・・・・・・・・・・・・ 64
健康問題 ・・・・・・・・・・・・・・・ 25, 47, 100
言語化 ・・・・・・・・・・・・・・・・・・・・・ 16, 40
見当識 ・・・・・・・・・・・・・・・・・・・・・・・・・ 62
現病歴 ・・・・・・・・・・・・・・・・・・・・・・・・・ 25

こ

行動 ・・・・・・・・・・・・・・・・・・・・ 19, 32, 40
行動的な側面を含んでいる領域
　 ・・・・・・・・・・・・・・・・・・・・・・・・・・・・・ 89
合理的基準 ・・・・・・・・・・・・・・・・・・・・・ 40
合理的根拠 ・・・・・・・・・・・・・・・・・・・・・・ 8
ゴードン ・・・・・・・・・・・・・・・・・・・・・・・ 26
コーピング／ストレス耐性 ・・・ 53, 72
呼吸器系機能 ・・・・・・・・・・・・・・・・・・ 59
言葉 ・・・・・・・・・・・・・・・・・・・・・・・ 19, 32
コーピング ・・・・・・・・・・・・・・・・・ 72, 92
コーピング反応 ・・・・・・・・・・・・・・・・ 72
コミュニケーション ・・・・ 18, 62, 127
コミュニケーションスキル ・・・・・・ 24
根拠 ・・・・・・・・・・・・・・・・・・・・・・・・・・・ 40

し

自己概念 ・・・・・・・・・・・・・・・・・・・ 50, 64
自己尊重 ・・・・・・・・・・・・・・・・・・・ 50, 64
自己知覚 ・・・・・・・・・・・・・・・・・・・ 50, 64
事実 ・・・・・・・・・・・・・・・・・・・・ 10, 12, 13
事実状況の記述 ・・・・・・・・・・・・ 17, 127
　──の用紙 ・・・・・・・・・・・・・・・・・ 130
事実データ ・・・・・・・・・・・・・・・・・・・ 133
事実に基づいた情報 ・・・・・・・・・・・・ 13
事実の記述 ・・・・・・・・・・・・・・・・・・・・・ 34
自然な会話 ・・・・・・・・・・・・・・・・・・・・・ 24
実行 ・・・・・・・・・・・・・・・・・・・・・・・・・・・・ 5
実行計画 ・・・・・・・・・・・・・・・・・・・・・・・・ 5
実践 ・・・・・・・・・・・・・・・・・・・・・・・・・・ 124
実践科学 ・・・・・・・・・・・・・・・・・・・・・・・ 39
社会学的な知識 ・・・・・・・・・・・・・・・・ 27
社会経済的な側面 ・・・・・・・・・・・・・・ 27
社会生活 ・・・・・・・・・・・・・・・・・・・・・・・ 65
社会的安楽 ・・・・・・・・・・・・・・・・ 53, 75
社会的相互作用 ・・・・・・・・・・・・・・・・ 75
社会的な側面を含んでいる領域
　 ・・・・・・・・・・・・・・・・・・・・・・・・・・・・・ 89
社会文化的な性 ・・・・・・・・・・・・・・・・ 50
13領域 ・・・・・・・・・・・・・・・・・・・・ 47, 82
　──の関連図 ・・・・・・・・・・・・・・・・ 90
　──の結論の関係 ・・・・・・・・・・・・ 88
　──の分析的なアセスメント
　 ・・・・・・・・・・・・・・・・・・・・・・・・・・・・・ 82
　──と類の分類構造 ・・・・・・・・・・ 47
主観的体験 ・・・・・・・・・・・・・・・・ 16, 26
主観的な受けとめ ・・・・・・・・・・・・・・ 26

索引

主観的なデータ……………… 13
手術直後の観察……………… 9
受診…………………………… 87
主訴…………………………… 25
循環／呼吸反応……………… 60
消化…………………………… 57
消化器系機能………………… 59
消化機能……………………… 57
症状…………………………… 25
情報……………… 12, 13, 30, 42
　——収集……………… 12, 25
　——のつかみ取り………… 35
　——の見積もり…………… 35
　——の読み取り…………… 35
神経行動ストレス…………… 72
身体損傷……………………… 63
身体的安楽……………… 53, 74
身体的／心的外傷後反応…… 72
身体的な外傷………………… 72
身体的な側面………… 27, 57, 64
　——を含んでいる領域…… 88
身体的な不快………………… 75
診断指標……………………… 104
心的外傷……………………… 72
信念……………………… 53, 74
心理的ストレス……………… 72
心理的ストレス-コーピング理論
　……………………………… 53
心理的な側面………………… 27

す

水化…………………………… 57
睡眠／休息…………………… 60
推理……………………… 30, 39, 40
推論……………………… 30, 39, 40

せ

成果指標……………………… 104
生活原理……………………… 53, 75
生活構造……………………… 84
成果名………………………… 104
生殖…………………………… 65
成長…………………………… 53, 77
成長／発達…………………… 53, 77
性的機能……………………… 65
性同一性……………………… 65
生物学的な性………………… 50
セクシュアリティ………… 50, 65
摂取…………………………… 57
セルフケア…………………… 60
全体像………………… 82, 101
　——の描写………………… 82
全体論的……………… 26, 38, 83
　——な見方………………… 83
先入観………………………… 10

そ

相関関係……………………… 88
測定尺度……………………… 104

た

体温調節……………………… 63
代謝…………………………… 57
態度…………………………… 32, 40
短期の看護目標……………… 108

ち

チェックリスト……………… 133
知覚／認知……………… 50, 62
知的作業……………………… 40
注意…………………………… 62
中範囲理論…………………… 50
長期の看護目標……………… 110
治療…………………………… 100
　——状況…………………… 46

て

適応的な結果………………… 72
データ…………………… 12, 42

と

統合的な側面を含んでいる領域
　……………………………… 89
動作…………………………… 32, 40

に

二元論的……………………… 83
日常生活………………… 46, 64
入院……………………… 25, 87
人間科学……………………… 39
認知…………………………… 62
認知的評価…………………… 72

は

排泄と交換……………… 50, 59
発達……………………… 53, 77
発達理論……………………… 53
判断……………… 13, 30, 39, 40
判断基準……………………… 40

ひ

悲哀…………………………… 53
悲嘆……………………… 53, 72
人の行動的な側面… 50, 53, 64, 72
人の社会的な側面………… 50, 64
人の身体的な側面………… 50, 53
人の心理的な側面………… 50, 64
人の統合的な側面
　……………… 50, 53, 65, 75, 77
泌尿器系機能………………… 59
評価……………………… 5, 130
病気行動……………………… 50
病気の受けとめ……………… 44
病者役割行動………………… 50
表情……………………… 19, 40

ふ

不安……………………… 53, 72, 92
フレームワーク…………… 47, 48
文化人類学的な知識………… 27
文化的な側面………………… 27
文章化………………………… 92
分析的なアセスメント… 24, 30, 78
　——の結論………………… 84

へ

ヘルスプロモーション…… 50, 64
ヘンダーソン………………… 47

ほ

防御機能……………………… 63
暴力…………………………… 63
保健行動……………………… 50
ボディイメージ………… 50, 64, 92
ホリスティック……………… 26

ま・み

マニュアル…………………… 32
マニュアル的な思考……… 32, 34
慢性疾患………………… 87, 124
水・電解質のバランス……… 57

め・も

面談…………………………… 44
目標…………………………… 100
問題…………………………… 3
問題解決……………………… 3
問題解決過程………………… 4
問題志向的な看護記録……… 13

や・よ

役割関係………………… 50, 64
役割遂行……………………… 64
役割理論……………………… 50
予測…………………………… 41

ら・り

ライフサイクル…………… 27, 84
領域……………………… 50, 57
　——のアセスメント……… 57

る・ろ

類……………………… 50, 57
　——のアセスメント……… 57
論理的な思考………………… 34

しっかり身につく看護過程

2012年6月19日　第1版第1刷発行	著　者　黒田　裕子
2015年3月10日　第1版第4刷発行	発行者　有賀　洋文
	発行所　株式会社 照林社
	〒112-0002
	東京都文京区小石川2丁目3-23
	電話　03-3815-4921（編集）
	03-5689-7377（営業）
	http://www.shorinsha.co.jp/
	印刷所　大日本印刷株式会社

- 本書に掲載された著作物（記事・写真・イラスト等）の翻訳・複写・転載・データベースへの取り込み、および送信に関する許諾権は、照林社が保有します。
- 本書の無断複写は、著作権法上での例外を除き禁じられています。本書を複写される場合は、事前に許諾を受けてください。また、本書をスキャンしてPDF化するなどの電子化は、私的使用に限り著作権法上認められていますが、代行業者等の第三者による電子データ化および書籍化は、いかなる場合も認められていません。
- 万一、落丁・乱丁などの不良品がございましたら、「制作部」あてにお送りください。送料小社負担にて良品とお取り替えいたします（制作部 ☎0120-87-1174）。

検印省略（定価はカバーに表示してあります）
ISBN978-4-7965-2268-7
©Yuko Kuroda/2012/Printed in Japan